무한 베리에이션을 위한 요가 시퀀스 가이드

마크 스티븐스

목차

들어가며	4
시퀀스의 기술과 과학	6

1. 요가 시퀀스의 철학과 원리   10

2. 매끄로운 시퀀싱의 원리   17

   원리 1. 단순한 구성에서 복합적 시퀀스로 이행하기   17

   원리 2. 역동적인 도입에서 내적인 탐구로 전개하기   21

   원리 3. 에너지 균형 기르기   23

   원리 4. 체위의 결과 통합하기   24

   원리 5. 지속적인 자기 변화 수양하기   27

3. 요가 수업의 전개 구조   31

   아크형 전개 구조   35

   요가 시작하기   36

   워밍업과 각성   46

정점으로 가는 과정	49
피크 포즈	64
수련 통합하기	67
아사나 통합의 심화	71
테마 중심의 수업 구성하기	75
아사나 계열 내적, 외적 시퀀싱	80

마치며   91
저자 소개   92
감사의 글   94

들어가며

요가 수업을 디자인할 때 창의성과 감성을 북돋기 위해 이 책을 디자인했다. 이 책에 제시된 시퀀싱의 원리에 따른다면 적절한 창의성과 감성으로 수업을 디자인할 수 있을 것이다. 더욱 자세한 정보를 찾고 싶다면 다양한 요가 수업의 구성과 철학, 원리, 테크닉을 다룬 528쪽 분량의 《Yoga Sequencing: Designing Transformative Yoga Classes (2012)》를 참고하길 바란다.

'왜 이 동작을 해야 하고, 다음에는 왜 저 동작을 해야 하는가?' 요가 시퀀싱은 이 하나의 질문으로 축약할 수 있다. 즉 요가 자세, 호흡법, 명상 수련을 어떤 특별한 원리나 논리에 따라 배열하는지, 혹은 다른 이유는 무엇인지에 대한 질문이다. 요가 수업과 수련에서 이와 같은 질문에 답을 줄 때 우리는 아사나Asana, 프라나야마Pranayama, 명상 간의 상호 관계와 동작의 배열이 수련에 어떤 영향을 끼치는지 언제나 깊게 생각한다. 수련생에게 가장 의미가 있는 시퀀스를 구성하여 그들의 다양성을 존중하고자 한다.

시퀀스의 기술과 과학

　직접 요가를 수련하는 것과 지도하는 것은 불가분의 관계에 있다. 요가 매트 위에서의 경험은 개인의 수련을 정제하고 그 경험을 타인과 성공적으로 공유하는 통찰력으로 이어진다. 수련이 깊어질수록 삶을 발전시키는 잠재력이 깃든 방대한 세계를 만나게 된다. 그 안에서 우리는 다양한 요소들의 상호 관계 속에서 특정한 시퀀스, 즉 일련의 동작을 수행하게 되며, 이 동작이 어떻게 구성되고 연결되느냐에 따라 발휘되는 효과도 달라진다.

　여기서 몇 가지 의문점이 떠오른다. 완벽한 수련의 요소는 무엇인가? 요가 수련의 접근성, 지속성, 전환성을 높이기 위해서 어떻게 수업을 구성해야 하는가? 요가 수업을 시작하는 가장 좋은 방법은 무엇인가? 각각의 요가 수업에 꼭 필요한 요소는 무엇인가? 다양한 아사나, 호흡법, 명상의 시퀀스를 구성하는 가장 좋은 방법은 무엇인가? 아사나

간에는 어떤 관계가 있으며 서로 어떤 영향을 미치는가? 또, 똑같은 아사나라 하더라도 시퀀싱 방식에 따라 어떤 효과의 차이가 생기는가?

스탠딩standing asanas, 코어core asanas, 팔 균형arm balances, 후굴back bends, 비틀기twists, 전굴forward bends, 고관절 개방hip openers, 역자세inversions 등은 서로 어떤 관계가 있는가?

프라나야마(의식적인 호흡)와 명상 수련에 영향을 미치는 것은 무엇이며, 영향을 받은 프라나야마와 명상은 어떤 효과를 발휘하는가? 습관, 직관, 또는 일시적인 기분이 아닌, 어떤 기준으로 전체 요가 수업의 구조와 시퀀스를 결정해야 하는가? 일주일, 한 달, 일 년 혹은 평생에 걸쳐 한 수업에서 다른 수업으로 넘어가는 흐름에는 어떤 의미가 있는가? 그렇다면 평생 동안 지속 가능한 요가를 위한 요가 수업을 디자인하는 가장 좋은 방법은 무엇인가?

겉으로는 단순해 보이지만, 요가 시퀀스를 결정하는 일에 관한 질문은 요가를 수련하는 아름답고 다양한 인간의 여러 단편만큼이나 복잡하다. 수련자의 나이, 유전적 요소,

라이프 스타일, 육체적·정신적 상태, 환경, 개인의 목적, 정신적인 철학 등이 요가를 수련하는 데 영향을 끼친다. 더욱이 이런 다양한 변수 중 일부는 나날이 변할 수 있으므로 때로는 수련의 내용을 바꾸거나, 최소한 접근 방식을 바꿔야 하는 상황을 불러오기도 한다.

요가에 대한 전체적인 관점을 유지한 채 다양한 요소를 파악할 때, 보다 경험적이고 사려 깊은 결정을 하는 것이 중요하다. 이를 적절히 조합했을 때 건강하고 온전하며 지속적인 요가 수련으로 이어져, 수련생이 요가 수련과 자신들의 삶 전반에서 균형을 찾을 수 있다.

요가를 가르치는 기술과 과학은 수련생의 필요와 의도를 존중한 아사나와 프라나야마, 명상 시퀀스를 어떻게 구성하느냐에 따라 창의적으로 표현된다. 지도자의 창의성은 요가 철학, 요가를 지도하는 방식, 생체역학, 아사나에 필요한 에너지와 효과, 요가를 의미 있게 공유하려는 개인의 목적 등에 따라 구체적으로 형성된다. 수련생의 필요와 의도에 맞는 수업을 만들기 위해 모든 지식과 기술을 활용하고, 더욱 건강하고 빛나는 웰빙으로 나아갈 수 있도록 지금보다 훨씬 명확한 길을 제시하고자 한다.

이 책에서는 요가 수련생과 지도자에게 다양한 요가 시퀀스를 만들 수 있는 풍부한 자원을 제공한다. 이 책의 자원을 최대한 활용하려면 다음의 다섯 가지 사항을 고려하길 바란다.

1. 시퀀스의 기본 질문인 '왜 이 동작을 해야 하고, 다음 순서로 왜 저 동작을 해야 하는가?'를 끊임없이 곱씹는다.
2. 《Yoga Sequencing: Designing Transformative Yoga Classes》에 수록된 528개의 세세한 가이드라인과 67개의 다양한 요가 시퀀스를 참고한다.
3. 친구, 요가 수련생, 지도자들과 함께 다양한 요가 수업을 구성하기 위한 고민을 한다.
4. 요가 수업을 구성할 때 다양한 아사나를 시도해서 자신만의 방식을 찾는다.
5. 수련에 점진하고 즐기자!

1. 요가 시퀀스의 철학과 원리

효과적이고 완벽한 요가 시퀀스는 수련생이 다치지 않고 혼자서도 꾸준히 요가를 수련하며 발전하도록 이끈다. 요가 수업의 시퀀스 구성은 두 가지 철학적 개념에 바탕을 두고 있다. 첫째는 파리나마바다pariṇāmavāda로, 이는 지속적인 변화가 삶의 인과관계 속에 내재한 본질임을 이해하는 관점이다. 둘째는 빈야사 크라마vinyasa krama로, '특별한 방식으로 연결하다'라는 뜻의 빈야사vinyasa와 '규칙적인 순서에 따라 순차적으로 진행하다'는 의미의 크라마krama에서 파생된 개념이다.

빈야사 크라마는 수련자의 신체적·정신적 능력에 맞춰 아사나asana('앉는다'라는 뜻에서 유래하며, 요가 수트라의 8단계 중 3단계인 좌법)와 프라나야마pranayama(호흡에 집중함으로써 생명 에너지를 높이는 수련 방법)를 비롯한 다양한 요가 수련법을 정보에 기반하여 순차적으로 배열하고 속도를 조절하는 방법이다(Krishnamacharya 1934, 160). 이와 같은 통찰의 힘은 안위와 이상적인 상태를 좇는 것이 아니라, 자신이 처한 현재 위치를 받아들이고 그 자리에서부터 발전하는 단순하고 명료한 접근에 있다.

빈야사는 호흡, 마음, 신체를 의식적으로 서로 연결하여 변형된 동작과 움직임을 뜻한다. '연결한다'는 말은 '결합'을 뜻하는 요가의 어원인 산스크리트어 유즈yuj에서 파생된 요가 자체를 가리킨다. 따라서 우리는 호흡을 매개로 마음과 신체를 쉬지 않고 연결하면서 더욱 정교하고 복합적인 형태의 수련을 향해 점진적으로 나아간다. 코를 통해 천천히 부드럽고 가볍게 의식적으로 호흡하는 우자이 프라나야마ujjayi pranayama(가장 일반적인 요가 호흡법)를 활용할 때 호흡은 비로소 요가 수련의 중요한 매개체가 된다.

의식적으로 호흡을 하며 호흡 수련을 익힐 때, 모든 동작은 그 자체로 빈야사 요가 시퀀스가 된다. 호흡 수련과 같은 아주 사소한 미시적 시퀀스부터 개인의 삶 전체를 아우르는 거시적 요소에 이르기까지, 호흡, 단계, 시퀀스, 수업마다 요가 수업의 단계를 차근차근 발전시킨다. 모든 호흡과 동작은 바로 이전의 일을 되돌아보며 다가올 일을 준비하도록 돕는다. 이것이 바로 빈야사 크라마 요가의 본질이다.

우리는 다음과 같은 다섯 가지 단계 1) 정보, 2) 효과, 3) 효율, 4) 미美, 5) 통합으로 구성된 시퀀스를 만들어 파리나마바다paranamavada(전환 또는 변화의 뜻)와 빈야사 크라마의 개념을 생생하게 구현해낼 수 있다.

정보informed에 근거한 수련: 직접 요가를 수행하거나 수련을 지도할 때 요가의 요소에 관한 정확한 정보와 지식을 활용하는 것을 말한다. 자기 성찰, 영적 철학, 미묘한 에너지, 기능적 해부학, 생체역학, 신체운동학 등의 지식과 통념을 바탕으로 요가 정보를 습득하고 활용하는 과정이다. 정보를 제공하는 출처가 방대하고 인간의 복잡한 다양성을 고려했을 때, 요가 시퀀스의 예술과 과학을 익히고 적용하는 데는 사실상 한계가 없다. 이는 얼핏 불가능하게 느껴질 수도 있다. 하지만 요가를 평생 동안 수련하는 큰 관점으로 바라보고, 다양한 방법과 기술에 열린 마음으로 한 번에 한 호흡씩 접근한다면, 수련의 매 순간 새로운 통찰력을 얻을 수 있다.

효과적인effective **수련**: 수련의 목적이 무엇이든 간에 안전하고 균형있게 변화를 일으키는 동시에 목표했던 수련 결과를 달성했다면 그것은 성공적인 시퀀스라 할 수 있다. 시퀀스마다 드라마틱한 효과를 낼 수 있는데, 이런 효과는 수련생에 따라 다르게 나타나며 같은 수련생이라도 환경과 조건에 따라 결과는 얼마든지 바뀐다. 예를 들어, 우울한 감정을 추스리고 일상을 회복하기 위해 요가 수업에 참여한 수련생에게 전굴 자세forward bending(골반을 중심으로 상체를 앞으로 접으며 몸의 후면을 이완시키는 자세로, '바른 동작이나 움직임'으로 가는 중간 단계의 역할을 한다)는 오히려 감정을 가라앉히고 내면을 닫게 만들어 역효과를 낼 수 있다.

마찬가지로 불면증으로 고생 중인 상황에서 퇴근 후 저녁에만 수련이 가능한 수련생에게 후굴 자세back bending(허리를 중심으로 몸을 뒤로 젖히는 자세로, 전굴 자세와 마찬가지로 정렬된 자세로 이끄는 중간 단계 역할을 한다) 또는 **카팔라바티 프라나야마**kapalabhati pranayama(두개골로 연결된 코와 비강을 정화하는 호흡법)와 같은 자극적인 호흡법 수련은 오히려 상황을 악화시킬 뿐이다.

효율적인 수련: 효율적인 수련은 가장 단순한 방식으로 원하는 결과를 향해 나아가며, 점진적으로 더욱 숭고한 요가를 경험할 수 있도록 자연스럽게 전환되는 느낌을 준다. 그렇다고 해서 요가 수련이 복잡함을 배제하고 쉽고 간단해야 한다는 뜻은 아니다. 오히려 우리는 난관을 극복하는 과정 자체에서 요가의 본질에 더 깊이 들어가게 된다. 인고의 시간이 요가 수련 과정에 도움이 되듯이 인내심을 가지고 탐구하는 과정의 한계를 넘어 완전히 수용함으로써 긍정적인 효과를 얻을 수 있다. 우리가 인내심을 키우고 스스로 발전하는 과정에서 신체적, 감정적, 정신적 난관에 봉착하는데 상호 연결된 지속적인 노력과 해방이라는 자질은 이를 제거하기 위한 명료한 해결책을 더욱 의식적으로 계획할 수 있게 해준다. 따라서 요가 수련 과정에서 겪는 난

관을 어떻게 극복하는지에 대한 방법을 이해한 후 시퀀스를 구성하면, 우리는 현재 위치에서 벗어나 불필요한 긴장을 털어버리고 가장 심오한 요가 수련이 가능한 경지에 도달할 수 있다.

미적인 수련: 요가 수련을 통해 자신의 고유한 본성을 아름다운 존재로서 투영할 때, 이와 같은 접근 방식은 아름다움의 원천이 된다. 강제는 없다. 의식적인 요가 수련 과정에서 더욱 명확해지는 통찰력을 받아들이는 열린 태도와 전체적인 마음이 조화로 이어질 때 호흡, 동작, 자세 하나하나가 의식적으로 완성된다. 요가 수련은 겉으로 드러나는 자세나 타인과의 비교 등 외적인 감성에서 벗어난다. 내면의 진실과 의식적인 행동을 통해 자신의 존재를 표현하는 완전한 의식을 향해 나아간다. 그 결과는 내면에서부터 만족스럽고 우아한 수련을 할 수 있다.

통합된 수련: 완전한 수련은 전반적인 경험을 고려한다. 많은 수련생들이 요가를 주로 운동, 스트레스 완화, 마음

진정 또는 내적 성장을 느끼기 위해 시작하는데, 요가 강사에게 중요한 것은 어느 특정 영역에 더욱 초점을 두더라도 모든 요소가 조화롭게 통합된 시퀀스로 수업을 제공하는 것이다. 몸과 마음, 정신, 감각은 서로 연결되어 있다.

따라서 요가를 가르칠 때는 모든 요소를 통합한 접근이 반영되어야 한다. 즉, 어떤 시퀀스를 구성하고 어떻게 수련생들을 이끌어갈지 등 방식에서도 구현된다. 수강생이 사바아사나savasana(일명 송장 자세) 또는 기타 체위로 수련을 마무리할 때는 수련을 시작하기 위해 매트 위에 올라섰을 때보다 조금이라도 더 통합된 느낌을 받을 수 있어야 한다.

2. 매끄러운 시퀀싱의 원리

앞서 논의한 여러 감각을 통해 모든 요가 수련의 시퀀스에서 이상적으로 구현할 수 있는 핵심 원리를 파악하고 정의할 수 있다. 여기서 말하는 핵심 원리는 단순한 시퀀스에서 복합적인 시퀀스로 발전하며, 역동적인 탐구에서 시작해 정교한(혹은 정제된) 탐구로 이행하는 과정에 있다. 더 나아가 에너지 균형을 기르며 힘과 편안함을 통합하고, 지속 가능한 자기 변화를 쌓는 것이다.

원리 1.
단순한 구성에서 복합적 시퀀스로 이행하기

요가 수련은 개인적인 변화와 전환의 과정을 의식적으로 수양할 수 있게 한다. 하지만 안정감과 편안함을 유지하며 현재의 위치에서 훨씬 앞서 나가려고 한다면, 전환 효과를 이끌어내는 요가 수련의 의식적인 과정과 오히려 단절되고 만다. 따라서 현재 위치를 온전히 수용한 상태에서 궁극적으로 도달하고자 하는 위치까지 한 걸음씩 의식적으로 나아가는 게 반야사 크라마의 핵심이다. 기본 원리는 단순한 동작에서 복합적인 동작을 향해 점진적으로 발전하는 데 있다. 이때의 동작은 요가 수련 전체 과정에서 가장 심도 있으면서도 단순하고 자연스럽게 전개되어야 한다. 이를 통해 '단순한 동작에서 복합적인 동작으로 전개되는 기본적인 시퀀스의 원리'를 알 수 있다.

각각의 아사나와 전환 동작을 수행하기 위해서는 특정 근육을 이용해 자세의 안정감, 편안함, 균형을 유지해야 한다. 이를 위해 근육을 수축하고 이완하는 동작이 필요하다. 무작위로 시퀀스를 구성하기보다 각 아사나 간의 흐름과 연관성을 갖게 배치하여 더욱 쉽게 접근하게 만드는 것이 중요하다. 어린아이가 걸음마를 떼기 위해서 기는 법을 먼저 익히고, 달리기 위해 걷는 법을 먼저 배우듯, 수련생도 기본적인 아사나를 먼저 배운 후에 복합적인 아사나로 발전해 나가야 한다. 그 과정에서 한 호흡마다 최고의 성과를 내기 위해 경계를 탐구할 수 있다. 마찬가지로 한 번의 요가 수업에서 수련생은 단순한 자세에서 복합적인 자세로 움직이며, 각 아사나와 호흡마다 신체가 어떻게 열리고 안정되는지에 대한 더 깊은 인식을 기르게 된다.

모든 아사나는 다른 아사나의 일부 요소를 포함하고 있다. 아사나를 세분화한다면 수련생의 사전 준비 상태, 신체 조건, 마음가짐 등에 기반하여 더욱 단순하고 접근이 쉬운 요소를 파악할 수 있다. 가장 기본적인 아사나의 구성 요소를 파악하는 과정에서 신체가 자연스럽고 안정적이며, 편안함을 느낄 수 있는 가장 단순한 자세를 찾을 수 있다. 여기서 찾은 아사나는 더욱 복합적인 아사나로 발전할 수 있는 출발점이 된다.

단순한 아사나에서 시작해 복합적인 아사나를 향해 점진적으로 이행하는 과정은, 신체가 탐구하는 모든 것을 가장 깊게 표현할 수 있게 돕는다. 동일한 계열의 아사나, 또는 전체 시퀀스 구성 모두에 적용될 수 있다. 가장 복합적인 아사나로 구성된 수업을 디자인할 때조차도 더 접근하기 쉬워지고, 이를 통해 수련생은 더욱 심오한 탐구를 경험할 수 있다.

이와 같은 진화적 학습 과정은 예측 가능한 경험이 동반한다. 따라서 수련생이 지도자의 명확한 가이드라인 아래 자세의 정렬, 에너지 작용, 그리고 복합적인 아사나 수행에 필요한 집중과 이완을 성공적으로 배울 수 있다. 피크 아사나의 구성 요소를 훨씬 단순한 형태로 소개함으로써, 수련생이 개념을 더 쉽게 이해하고, 복합적인 아사나에 나타나는 요소를 조합해 의식적으로 구현할 수 있게 된다.

이와 같은 원리를 반영한 시퀀스를 구성하기 위해서 기능적 해부학과 생체역학에 대한 기본적인 이해가 필요하다. 아사나 간의 상호 연관성을 파악함으로써 아사나를 구성 단위로 더욱 세분화하고, 같은 계열의 아사나를 비롯해 전반적인 아사나가 어떻게 유기적으로 연결되는지 이해할 수 있다. 이 주제는 "시퀀스의 전개 방식"을 논의할 때 더 자세히 알아보자(아사나 간의 연관 관계는 3장 《요가 수업의 전개 구조》에서 자세히 볼 수 있다).

원리 2.
역동적인 도입에서 내적인 탐구로 전개하기

인간은 결코 정적인 존재가 아니다. 오히려 선천적으로 역동적인 존재다. 요가 수련은 인간의 이러한 타고난 특성을 억압하지 않고 허용해야 한다. 우리가 최대한 움직이지 않을 때조차도 심장은 박동하고 순환계는 몸속의 체액을 흐르게 하며, 신경계는 끊임없이 신호를 전달한다. 호흡도 들숨과 날숨을 반복한다. 이와 같은 역동성이 아사나를 단순히 "자세"로 보는 문제의 한 부분이기도 하다.

자세는 카메라 앞에 선 모델이 취하는 포즈로, 관객에게 어떤 의도된 의미를 전달하기 위해 보정된 형태일 수 있다. 하지만 아사나는 더욱 강인하고 유연한 신체와 균형 잡힌 에너지, 열린 마음, 명확한 인식을 수용하는 내적인 경험에 관한 것이다. 오랜 시간 자세를 유지하는 아사나를 정적인 동작으로 생각하기보다는 호흡, 신체, 마음을 더욱 안정시키고 편안하게 만드는 미세한 동작을 북돋우는 것이 중요하다. 선천적인 역동성을 향한 열린 태도는 완전히 정적인 상태를 유지하려는 집착보다 내면의 안정과 명확함에 이르는 더욱 확실한 길이 될 것이다.

역동적으로 탐구할 때, 호흡의 리듬에 맞춰서 한 자세에서 다음 자세로 자연스럽게 이동하면서 파리나마바다 parinamavada(모든 것이 변하고 변화는 피할 수 없다는 요가 철학의 개념)와 빈야사 크라마의 추상적인 개념을 실질적으로 구현할 수 있다. 역동적인 움직임을 통해 신체는 천천히 부드럽고 깊게 열릴 수 있으며 최종적인 아사나가 신체에 더 잘 동화될 수 있다. 이러한 수련 방법은 아사나 간 전환과 아사나 내부의 움직임·힘·이완의 연결 감각을 일깨워 주며, 전체 요가 수련에서 호흡을 더욱 중요한 요소로 자리 잡게 한다. 이를 통해 수련자는 내면의 변화를 더 잘 인식하고 대응할 수 있으며, 신체를 안전하게 준비해 아사나를 깊이 탐구하고 그 효과를 극대화할 수 있다.

원리 3.
에너지 균형 기르기

우리는 언제나, 그리고 영원히 우주의 에너지에 영향을 받으며 살아간다.

요가는 우리 삶의 끊임없는 변화 속에서 에너지 균형을 찾아가는 수련이다. 쉽게 말해 하타hatha(힘과 균형을 의미하며 물리적인 동작과 호흡에 중점을 두는 요가다)의 '하'(태양, 빛, 활력)는 능동적인 에너지를 뜻하며, '타'(달, 한기, 수용성)는 이완 에너지를 의미한다. 요가 수업은 에너지의 지속적인 균형, 즉 완전히 깨어 있지만 차분하고 평온함을 느낄 수 있는 사트빅sattvic(순수하고 깨끗하며 고요한 내적 상태를 나타낸다) 효과를 기를 수 있어야 한다. 때때로 더욱 자극적이거나 혹은 평온한 수련을 진행하고 싶을 수도 있다. 후에 상세히 다루겠지만, 아사나와 프라나야마의 구성 및 순서에 따라 수련이 더욱 에너지를 주거나, 반대로 차분하게 만들 수 있다. 전반적으로 보았을 때, 수련생이 단순하지만 깊이 있는 균형을 기르도록 더욱 안정적이며 스스로 깨달아 명확한 상태로 세상에 나아갈 수 있도록 수업을 구성하고 지도하는 것이 이상적이다.

원리 4.
체위의 결과 통합하기

모든 아사나는 더욱 깊은 탐구와 변화를 위한 새로운 조건과 가능성을 만들어내는 방식으로 몸을 다양하게 움직이고 스트레칭 하게 만든다. 예를 들어, 우르드바 다누라아사나Urdhva Dhanurasana(위를 향한 활 자세 또는 수레바퀴 자세, 팔로 상체를 들어 올리고 다리와 엉덩이까지 올리는 전신 근육 강화 아사나)를 수련한 후에는 양손과 곧게 뻗은(혹은 과신전된) 손목 관절(관절의 각이 180도가 넘은 상태)에 상당한 압력을 가하며 어깨를 크게 스트레칭을 한다. 척추를 완전히 아치형이 되도록 굽히고 발은 바닥에 밀착시킨다.

허벅지 안쪽 근육으로 자세를 잡고 엉덩이 굴근flexor muscle(굽힘근이라고 불리며 관절을 굽히는 데에 작용하는 근육)과 복부 코어를 사용해 깊게 스트레칭을 한다. 수련생 개개인의 조건에 따라 이러한 동작이 신체에 새로운 긴장을 가져올 수 있다. 따라서 이전 동작을 통합해 새롭고 더 깊게 통합된 균형 상태에 도달할 수 있도록 긴장을 누그러뜨릴 보완적인 동작을 탐구하도록 이끌 수 있다.

이렇게 긴장을 완화하는 수련은 프라티크리야 아사나 Pratikriyasana(프라티는 산스크리트어로 '역逆'을, 크리야는 '행동'을 뜻한다)를 통해 달성할 수 있다. 프라티크리야 아사나의 목적은 이전 동작의 자극을 통합하고 뒤에 이어지는 아사나, 시퀀스, 수업 혹은 이후 활동에 수련생이 긴장하지 않고 최대한 균형을 유지하며 평온하게 준비할 수 있도록 만드는 것이다.

이러한 원리는 이름처럼 "역체위opposite action", "반대 자세counterpose", "대응 동작counteraction"으로 해석되며, 문자 그대로 적용되는 경우가 많다. 그러나 특히 아사나별로 협소하게 적용할 때 문제가 생기기도 한다. 예를 들어, 프라티크리야 아사나에서 좁은 개념으로 적용하면 후굴 자세의 반대는 전굴 자세로 본다면, 이때 척추 주변의 근육과 인대에 과도한 긴장을 일으킬 수 있다.

시르사아사나sirsasana(머리 서기)와 같은 역체위 자세는 타다아사나Tadasana(산 자세) 혹은 우르드바 하스타아사나urdhva hastasana(척추를 곧게 펴고 팔과 상체를 뻗어내는 동작)과 같은 동작의 연장선상에서 연습될 수 있다. 하지만 일부 수련생은 어지러움을 느끼고 넘어질 수도 있다. 어떤 경우가 되든 긴장감이 축적된 상태에서 아사나를 통합하는 가장 간단한 방법이 되지 않는다. 우리가 이루고자 하는 것은 쌓인 긴장감을 해소하고 완화하는 데 집중하면서, 반대가 아닌 비슷한 순서를 따라 아사나들을 연속적으로 배치하여 중화하고 통합하며 심화하는 과정이다.

프라티크리야 아사나를 효과적으로 시퀀싱하는 방법은 여러 가지가 있다. 일반적으로 가장 단순한 형태의 중화된 아사나에서 변형된 아사나, 혹은 복합적인 아사나로 진행되는 수업을 제공함으로써 축적된 긴장을 완화하고 전체적인 안정감과 편안함을 회복하도록 돕는다. 프라티크리야 아사나를 아사나 하나하나에 접근하기보다는 수업 전반을 구성하는 작은 시퀀스 속에서 역자세가 수련을 어떻게 중화하고 통합하는지를 고려해야 한다. 이러한 관점은 수련을 더욱 넓은 시퀀스 구조 전체의 맥락 속에서 조망하게 해준다.

원리 5.
지속적인 자기 변화 수양하기

건강, 웰빙, 자기 변화를 수양하기 위한 지속 가능한 요가 수련은 노력과 편안함 사이의 균형을 최대한 자각하는 동시에 더욱 깊은 이완과 개방, 명료함을 향해 점진적으로 나아가야 한다. 또한, 아사나, 프라나야마, 명상 등 다양한 수련 요소가 모든 요가 수업과 세션에 포함되는 방식의 전체론적인 접근 방식이 필요하다.

이와 같은 원리는 야마Yamas(윤리적 규범이나 행동의 제어)와 니야마niyamas(습관을 제어하고 의지를 강화해 명상에 적합한 마음을 준비하는 과정)를 포함한 요가 철학과 풍부한 경험으로 숙련된 요가 지도자에게는 일반 상식과도 같다. 하지만 요가 수업에서 해당 원칙이 생략된 경우를 종종 볼 수 있다. 이런 수업에서는 절대 지속적인 요가 수련이 불가능하다. 수련생이나 지도자가 다치거나 번아웃이 올 수 있으며 심지어 수련을 포기하는 상황이 발생할 수도 있다.

이 문제를 좀 더 깊이 살펴보면 신경학적으로 신체의 중심에 해당하는 척추는 모든 세포와 신경에 메시지를 전달하는 역할을 한다. 척추 내외부의 긴장과 압박은 자연스러운 신체 커뮤니케이션을 손상시킨다. 요가의 존재 이유인 몸과 마음의 통합은 신경 경로의 개방성에 따라 크게 좌우된다. 신경 경로를 차단하거나 경로에서 보내는 메시지를 간과한다면 긴장이 심해지거나 크게 다칠 수 있다.

빈야사는 아사나와 프라나야마에 접근하는 방식으로 몸이 점진적이며 의식적이고 지능적이며 자비로운 마음을 기르도록 한다. 프라나야마, 기능적 해부학과 운동학 및 전통적인 지혜에서 얻은 통찰력을 활용해 몸이 안전하게 열릴 수 있는 방식으로 요가 수업의 시퀀스를 이상적으로 구성할 수 있다. 신체 내부에서부터 몸을 따뜻하게 하고 곳곳으로 에너지를 운반하는 동안 안정감을 쌓는 데 도움이 되는 부드러운 만트라mantra(특정한 소리, 단어, 음을 지속적으로 반복해 사용하는 것을 의미한다) 소리를 내기 위해 의식적인 요가 호흡인 우자이 프라나야마ujjayi pranayama를 수행한다. 즉각적인 신경학적 피드백은 호흡의 리듬을 통해 이루어진다. 특정 체위로 인해 긴장이 유발된다면 호흡의 리듬이 흐트러지고 만다.

지속적인 요가 수련의 핵심은 본인 내면의 이해와 지혜를 갖춘 상태에서 의식적으로 수련하려는 마음에서 비롯된다. 이러한 마음을 갖춘 상태에서 신체의 다른 부위를 더욱 높은 강도로 움직이기 전, 호흡과 간단한 동작은 척추를 따뜻하게 하고 개방하는 역할을 한다. 이것이 바로 고대부터 내려온 빈야사 크라마의 지혜이다. 즉 내면의 태양과 마음의 진리에 순응하는 수리야 나마스카라surya namaskara로 시작해 태양에 모든 걸 맡기는 한 송이의 꽃처럼 점진적으로 피어나도록 한다.

일련의 통합적인 프라티크리야사나를 통해 수련의 정점에서 천천히 긴장을 풀어가면, 완전히 통합된 수련에서 아사나의 핵심인 사바아사나에 결국 도달하게 된다. 사바아사나를 수행하기 직전과 직후의 정신적, 육체적, 에너지 생리학적 상태는 프라나야마와 명상을 하기에 최적의 조건을 제공한다.

우자이를 넘어 더 깊은 프라나야마로 나아가는 미묘한 단계에 도달하면, 수련을 이어갈 때 몸은 더욱 집중하게 된다. 아사나와 더욱 깊은 프라나야마의 과정과 효과는 명상에 가장 도움이 되는 궁극의 사트빅 상태로 도달하는 데 도움이 된다. 명상을 끝낸 후 매트 위에서 내려와 세상으로 발을 내딛으며, 다음 빈야사를 위해 새로운 마음가짐을 가져보자. 이러한 완성도 높은 수련의 길을 걷는다면 자기 변화를 위한 지속적인 수련의 길이 될 것이다.

3. 요가 수업의 전개 구조

영원히 정상에 있을 수는 없다. 누구든 언젠가는 다시 내려와야만 한다. 그런데도 우리는 왜 정상에 오르려고 할까? 높은 곳에서는 낮은 곳을 내려다볼 수 있지만, 낮은 곳에서는 높은 곳을 볼 수 없기 때문이다. 정상에서 내려오면 예전에 그곳에서 보았던 것을 더는 볼 수 없다. 더 높은 곳에서의 기억에 의존해 낮은 곳에 있는 자신을 이끌어갈 수 있다. 비록 더 이상 볼 수 없더라도, 여전히 알 수는 있다.

-르네 도말RENÉ DAUMAL(프랑스의 영적 초현실주의 작가)

오랜 시간 동안 꾸준히 요가를 수련하면 우리 삶을 발전시키고 전환할 수 있는 가능성이 열린다. 요가 매트 위에 발을 딛는 순간마다 아사나에 필요한 기술과 미묘함, 호흡법 등에 관해 더 많이 배울 기회를 얻을 수 있다. 이 밖에도 반다bandhas(정신적, 육체적, 정서적으로 통합된 상태를 나타낸다. 요가의 목표이자 이상으로 신체와 마음을 조화롭게 하고 내면의 평화와 균형을 찾는다는 의미)와 드리스타나dristana(명상하는 동안 시선을 일정한 곳에 집중하는 것)를 활용하는 법, 에너지 넘치는 자세를 실천하고 자신의 한계를 시험하며 노력과 편안함 사이의 균형을 찾는 법 등도 배울 수 있다. 노력하며 감내하고 집착을 버린 채 인내심을 유지한다면 요가 수련을 평생 동안 계속되는 학습 여행인 셔터쿼chataqua로 만들 수 있다. 즉 우리는 스스로에 관해 더 많은 것을 발견할 수 있는 배움의 여정으로 만들 수 있다.

요가의 다양한 요소를 통합하는 방법을 호흡 하나하나를 통해 점진적으로 배우며, 이를 통해 꼭 필요한 경험을 만들 수 있다. 요가의 언어를 완벽하게 익히기 위해서는 새로운 언어를 배울 때처럼 시간과 인내심이 필요하다. 이러한 학습에는 학문적인 부분도 있지만, 다양한 아사나와 호흡, 명상 수련에서 얻는 무한한 경험을 통해 어떻게 수련하고 자신이 누구인지 깨달을 때 수련 과정의 자체에서 더욱 심도 있는 학습이 이루어진다. 처음에는 마치 몸과 마음이 분리되는 듯한 경험을 할 수 있다.

오랜 시간 수련을 하다 보면 어느새 요가에 능숙해지고 신체, 감각 기관, 신경 근육의 예민한 감각, 감정, 정신적 예리함, 의식 자체가 천천히, 점진적으로 더 큰 조화를 이루게 된다. 수련생이 요가에 갓 입문한 초심자이든 경험이 풍부한 숙련자이든 상관없이, 배우고 성장하며 자기 변화를 이룰 수 있는 데에는 한계가 없다.

평생에 걸친 요가 학습과 이를 통해 달성한 더욱 깊이 있는 수련은 시간과 인내심을 가지고 단계별로 접근할 때 더욱 향상된다. 특정 유형의 수련을 할 때 무엇이 필요한지 정확하게 이해했더라도 수련 자체는 언제나 일정한 체위의 순서에 따라 순차적으로 진행된다. 여기서 순서, 즉 빈야사 크라마는 수련 경험과 통합에 중요한 역할을 한다.

요가 수업을 구성하는 방법은 무궁무진하므로 언제 진행하는지, 무엇을 하고, 요소 간의 관계를 어떻게 구성해야 하는지 알려주는 가이드라인이 필요하다. 각각의 시퀀스는 수련생마다 다른 효과를 보인다. 똑같은 시퀀스를 다른 강도, 속도, 시간으로 수련해도 마찬가지다. 지도자는 파리 나마바다 경험을 바탕으로, 수련생의 위치를 존중하며 그들의 삶의 위치에 알맞은 수련을 할 수 있도록 시퀀스를 구성해야 한다.

요가 시퀀스를 구성하는 지도자의 역할은 셰르파와 같다. 수련생을 데리고 트레킹을 가는 것이다. 요가 지도자는 끊임없는 변화 속에서 벌어지는 자기 성찰과 개인의 발전을 몸소 느끼는 모험에 수련생이 참여하도록 이끄는 역할을 한다. 모험을 극대화하려면 몸과 마음을 적절히 준비해야 할 뿐만 아니라 트레커와 지형에 맞는 경로를 계획해야 한다. 경험의 정점을 탐색할 수 있는 충분한 시간과 시작점으로 안전하게 돌아올 수 있는 경로도 확보해야 한다. 그래야만 완전하고 의미 있는 경험을 구현할 수 있다.

이러한 비유는 요가 수업의 아크arc형 전개 구조에서 얻을 수 있는 지혜를 시사한다. 빈야사 크라마 아크에는 다음과 같은 다섯 가지 단계가 있다.

1. 요가 시작하기
2. 워밍업과 각성
3. 정점으로 가는 과정
4. 피크 포즈
5. 수련 통합하기

여기에서는 아크의 각 부분에 대한 기본적인 특성을 더욱 자세히 살펴보고, 각각 단계에서 수련을 접근하고 발전시킬 수 있는 방법을 제공한다.

아크arc형 전개 구조

요가 수업의 전개 구조는 다른 강도의 여러 형태를 취할 수 있으며 다양한 수준의 탐구 활동을 가능케 한다.

표1. 요가 수업의 완벽한 아크를 위한 기본 템플릿

1. 좌식 명상, 우자이 프라나야마	7. 팔 균형
2. 시작 워밍업	8. 후굴 자세

3. 수리야 나마스카라Classical, A, and B	9. 비틀기
4. 스탠딩 아사나: 외회전된 고관절	10. 전굴 및 골반 개방
5. 스탠딩 아사나: 내회전된 고관절	11. 역자세
6. 복부 운동	12. 사바사나

요가 시작하기

수련생들이 요가 입문하게 된 계기는 대부분 스트레스를 줄이고 유연성을 기르며 신체적·정서적인 치유를 얻기 위해서다. 이 밖에도 새로운 사회적 관계를 형성하거나 체력을 기르기 위해 요가에 입문한다. 이유가 무엇이든 상관없이 몸과 마음, 호흡을 연결하는 요가에 입문하게 되면 무언가 시작된다. 수련생은 자신을 한층 더 명확하게 인식하고 온전히 살아있다는 느낌을 경험하게 된다. 기분이 한결 좋아지고 균형이 잡히며 의식 또한 보다 명확해진다. 더욱 행복하고 의미 있는 인생과 본인의 존재보다 위대한 무언가와 연결되는 갈망은 평생 요가를 수련하고자 하는 강력

한 동기가 된다.

자기 변화와 더욱 명확한 인식의 각성을 위해 요가를 수련할 때, 비로소 수련생이 수련 중에 자신이 하는 일에 처음으로 집중하는 순간이 시작된다. 수련생이 편안함을 느끼지 못하고 넘어지거나 통증을 느끼거나 불안한 마음 때문에 주의가 산만해진다면, 수련을 분석하려고 시도하고 마음이 동요하게 된다. 견고함과 편안함, 즉 스티라sthira(안정적이고 견고한 상태)와 수캄sukham(편안하고 쾌적한 상태)의 조화를 통해 아사나가 자기 변화의 잠재력을 갖출 수 있다.

한 가지 자세를 오랜 시간 완벽하게 유지한다고 해서 견고해지는 것은 아니다. 그에 반해 아사나는 수행자가 표현하는 동작 속에서 살아 숨을 쉰다. 강인하고 안정적이면서 부드럽고 차분한 아사나 수련 속에서 내면의 평화로움을 수용할 때 수련은 한층 높은 차원으로 나아간다. 아사나 수련은 곧 명상이며 이때 호흡 자체가 만트라가 된다. 이런 식으로 순간순간 일어나고 있는 일에 의식적으로 더욱 완벽하게 적응시킬 때 수련은 하나의 명상적 의식의 일부가 된다. 종교적 관점에서 신을 숭배하거나 정확한 자세를 고집하는 것이 아닌 오직 몸과 마음의 체험을 통해 변화를 일으킬 수 있는 영적인 수련이다. 그리고 마침내 더 명확한 의식을 함양하는 공간을 조성할 때 요가 지도자는 그 여정을 함께 하는 조력자가 된다.

자기 성찰적 인식을 고취하는 요가 수업을 이끌어갈 때, 각각의 아사나, 아사나 사이의 전환, 그리고 모든 순간의 호흡, 감각, 생각, 감정은 마음과 의식, 정신을 들여다보는 창이 된다. 수련은 스티븐 레빈Steven Levin(1979, 69)이 말하는 "마음으로 바라보았을 때 더욱 명확히 보이는 고착과 망상"에 관한 통찰력을 갖게 하는 과정이 된다. 바로 이때, 요가 아사나는 자기 변화와 치유의 수련 과정이 되며 의식적인 각성과 연결에 대한 심오한 감각이 생겨난다. 그리고 마침내 요가의 내적 과정을 온전히 시작할 수 있게 된다.

요가 수련에 더욱 의식적으로 접근할 수 있도록 만드는 여러 방법이 있다. 우선 박티bhakti(신에 대한 숭배 또는 신앙심) 요가 수련에 심취하는 수련생도 있지만, 옴Aum(모든 존재의 기원이자 본질을 상징) 찬팅을 불편해하는 수련생도 있다는 걸 인식해야 한다. 감성에 충실해야 하지만 지도자로서 모두를 위해 안전한 공간을 구성할 때는 판단력을 발휘해야 한다. 본인의 지도 방식이 발전함에 따라 이 문제에 접근하는 방법 역시도 분명 달라질 것이다.

요가 과정을 시작하는 첫 단계, 즉 시퀀스의 첫 단계는 수련생을 어떻게 맞이하는지부터 시작된다. 수련생 한 명 한 명과 인사를 나누고, 눈인사를 통해 잠깐이라도 친근하게 안부를 물어보자. 시작할 준비가 되면 "환영합니다" 또는 "나마스테"라는 말로 전체 수련생에게 인사를 건넨다. 요가 지도자에게 환영의 제스처는 간단하고 당연한 것이지만, 이를 통해 수련생과 신뢰를 쌓을 수 있고 수련생의 집중을 높일 수 있으며 마음을 편하게 해줄 수 있다.

가만히 앉아서 수련을 시작하는 것만으로도 수련생이 자신의 신체, 호흡, 마음, 정신에 완전히 '도달'하고 이해하는 데 도움이 될 수 있다. 따라서 모든 수련생이 편안하게 느끼는 양반다리나 그외의 자세로 앉도록 권유하자.

골반 중립 자세를 위해 좌골坐骨이 최대한 높이 들릴 수 있도록 볼스터bolster(긴 베개나 롤 형태의 요가 도구. 다양한 요가 자세를 수행할 때 몸을 지지하고 편안함을 느끼게 한다) 사용을 권장하고 시범을 보인다. 수련생이 자신의 내면에 집중하고 단순하고 자연스러운 호흡의 흐름을 느끼도록 만든다. 좌골을 느끼며 마치 땅에 닿을 듯이 자리를 잡아 바닥에 닿는 느낌을 자각할 수 있도록 이끌어 간다. 수련생이 다시 호흡에 집중하고 호흡이 변하면서 신체가 어떻게 따라서 움직이는지 느낄 수 있도록 얼굴과 눈, 관자놀이 사이의 긴장을 천천히 풀어준다. 편안하고 안정적인 장소에서 수련생이 아주 천천히 깊게 호흡할 수 있게 한다. 결국 자연스러운 호흡에 따른 몸의 변화를 몸소 경험하게 하고 들숨과 함께 몸이 확장되는 느낌을 느끼고, 날숨마다 몸이 이완되고 내면이 더욱 고요해지도록 한다.

이어서 숨 사이의 간격에 집중하도록 호흡을 꾸준히 수련한다. 목에서 흐르는 호흡, 즉 나무 사이로 들리는 바람 소리나 바닷가의 파도 소리처럼 들리는 호흡에 귀를 기울

인다. 수련하면서 소리, 감각, 균형 잡힌 호흡의 흐름에 집중하도록 수련생을 이끈다.

앉아서 호흡하며 보고 느낀 후 형성된 부드럽고 수용적인 내면의 공간에서 안잘리 무드라 anjali mudra(정신적 스트레스와 불안을 낮추며 신체와 마음의 조화를 이루고 정신을 집중한다) 자세로 손바닥을 가슴에 얹게 한다. 계속 호흡에 집중하면서 머리와 심장을 상징적으로 연결하도록 이마에 손가락 끝을 댄다. 내면의 연결 지점에서 내면을 성찰하는 시간을 갖고 수련생에게 '왜 이 자리에 앉아 있는지'를 되새기게 하고, 수련의 동기와 내면의 목적을 정확하게 파악하도록 이끌어간다.

지도자는 본인의 마음과 수업 환경을 고려해 다음과 같은 상황을 원할 수도 있다.

- 몇 분간 조용히 앉아 명상을 권하고 싶은 마음
- 분위기를 조성하거나 주제를 제시하는 시나 글귀를 읽어주고 싶은 마음
- 수업 또는 시즌별로 다른 찬팅을 이끌고 싶은 마음

- 반드시 우자이 호흡을 통해 각성해야 한다는 마음: 나디 쇼다나nadi shodhana(한쪽 콧구멍으로 숨을 들이마시고 다른 쪽으로 내보내는 호흡법)와 카팔라바티는 중급 수련에서 고급 수련을 시작할 때 좋은 선택지다.

수련생(혹은 수련하는 본인)을 위한 공간을 마련해, 그들이 중요한 사람 또는 중요한 무언가를 위해서 수련하도록 유도할 수 있다. 이때 특정한 영적 개념에 집중하기보다는 지극히 사적이고 개인적인 수련이 된다면 수련생들은 한층 더 자유롭고 편안함을 느끼게 된다. 수련 후반부에는 격렬한 아사나 시퀀스 이후 잠깐의 휴식을 두는 등 자연스럽게 간격을 마련한다. 이어 손바닥을 가슴에 모았다가 손끝을 이마에 대면서 처음 시작할 때의 마음으로 돌아가도록 수련생을 이끌어 간다.

많은 수련생이 요가 수련 때 "옴" 찬팅을 즐긴다. 옴Aum은 우주의 본질적인 소리이자 신의 목소리, 창조의 근원적 소리로 묘사되며, 베다Vedas(힌두교의 고대 경전), 우파니샤드Upanishads, 바가바드 기타Bhagavad gita에서 신비롭거나 신성한 소리로 묘사된다. 힌두교 고전 경전에서도 옴의 A는 브라흐마brahma(힌두교에 나오는 창조의 신)의 본질에서 나오는 창조를, U는 비슈누Vishnu(악을 제거하고 회복을 유지하는 유지의 신) 신이 연꽃 위에서 브라흐마와 균형을 이루는 것과 마찬가지로 세상의 균형을 유지하는 것, M은 비슈누 신이 잠에 빠져 세상의 모든 존재가 본질에 녹아들 때 존재의 순환이 완성된다는 것을 의미한다.

옴은 분위기를 조성하고 내면에 더욱 집중하게 만들면서 요가 수련의 시작을 알린다. 이 밖에도 옴의 세 가지 소리는 수련의 창의적인 가능성을 열고, 삶의 더욱 깊숙한 균형의 근원으로 들어가며, 수련을 방해하는 마음의 걸림돌을 버리는 걸 상징한다. 상황에 따라서는 더욱 간단하게 "옴" 소리만 낼 수도 있다. 수련생 중 일부는 보디랭귀지로 옴 찬팅에 거부감을 드러내기도 할 것이다. 이런 상황에서는 억지로 권하지 않거나, 따로 시간을 할애해 옴의 의미와 옴 찬팅을 하는 이유를 설명해줄 수 있다.

지금까지 논의한 여러 자질과 원칙들이 종합되어 형성

된 것이 하타 요가hatha yoga(여러 요가의 근원이 되는 요가)다. 하타 요가는 호흡, 신체, 에너지 넘치는 각성에 집중함으로써 외부에서 오는 방해를 완화한다. 언제나 요가 수련의 분위기, 목적, 기타 중요한 측면을 설정하고 수련을 시작하기 위한 공간을 마련해야 한다. 이 과정에서 가장 기본적인 부분은 호흡을 자각하는 것이며 수련 전체에 걸쳐 통일된 수트라, 즉 경전으로 확대된다. 수련생이 몸과 마음, 호흡을 연결하는 내면의 자각에 더욱 집중할 수 있도록 함으로써 직접 수련의 근본적인 토대를 세우는 데 지도자로서 도움이 될 수 있다.

양반다리 혹은 (영웅 자세라고 하는)비라아사나virasana(명상이나 호흡에 활용할 수 있는 자세로 고관절을 내회전시키는 자세)로 앉아 있을지, 또는 누워서 수련을 시작할지에 관한 문제는 전체적인 수련 계획과 수련생 역량 평가에 따라 결정해야 한다. 대부분의 수련생은 양반다리를 한 채 앉아서 수련을 시작하는 것이 가장 편안하고 안정적이다. 중급과 고급 수련에서는 비라아사나를 시작 아사나로 선택하는 게 바람직하다. 반면 회복, 산전産前과 산후産後, 치료 목적의 수련과 어린이를 위한 수련에서는 등을 바닥에 대고 누워서 시작하면 더욱 차분하게 수련을 시작할 수 있다. 지도자는 수련의 분위기, 에너지, 집중도를 관찰하고 느껴봐라. 여기서 얻은 관찰과 직관적인 평가를 통해 수련 초반에 얼마나 앉아 있어야 하는지, 무엇을 해야 하는지 알 수 있다.

바로 이때가 수련을 더욱 즉각적으로 사트빅 상태로 만들어주는 프라나야마 기술을 더욱 깊게 탐구해볼 수 있는 훌륭한 시간이다. 카팔라바티 같은 프라나야마를 자극하면 어둡고 타성에 젖어 비활동적인 타마스tamas 상태에 빠진 수련생의 에너지를 높일 수 있다. 나디 쇼다나는 에너지가 활발하고 활성화된 라자스Rajas 상태를 진정시키는 효과가 있다. 이 밖에도 초기 단계에서 더 길게 명상할 수 있으며 수련생이 처음 앉은 자세에 집중하고 있다면 가이드라인과 관계없이 그 상태를 유지해도 좋다.

타다아사나(산山자세)로 서 있거나 곧장 육체적 수련에 돌입할 준비를 마친 수련생과 더욱 활동적으로 수련을 시작하고 싶어 하는 지도자가 많다. 시간 제약이 많은 체육관 등에서 운동의 한 형태로 요가를 가르치는 경우도 적지 않다. 하지만 아직 요가에 조금이라도 익숙하지 않다면 수련생이 차분하게 내면을 들여다보며 호흡과 기분을 조절하고 자신의 개인적인 수련 목표를 설정할 수 있도록 잠깐이라도 시간을 갖는 것이 좋다. 이를 위해 손바닥을 모으고 기도 자세를 취하거나 찬팅을 할 필요는 없다. 요가 수행을 이해하고 더욱 집중할 수 있는 최초의 공간을 마련하는 것만으로도 모든 수련생의 수련에 도움이 될 수 있다.

이와 같은 초기 각성과 집중 과정의 한 부분으로써, 수련을 위해 마음속에 담아두었던 주제나 집중 포인트를 공유할 수 있다.

워밍업과 각성

워밍업을 서서히 하면 유연성이 향상되며 부상 위험이 줄고 타파스tapas를 만들어 독성과 감정의 응어리를 태워버릴 수 있다. 타파스는 몸과 마음을 정화하는 데 필요한 신체적인 행위나 정신적인 의지와 열정을 의미한다. 유연성에 관한 기존의 개념 안에서 워밍업은 크게 두 가지로 나뉜다. 따뜻한 실내 또는 뜨거운 목욕 등 외부의 힘을 활용하는 수동적인 워밍업, 반대로 스스로 하는 적극적인 워밍업이 있다(올터Alter 1990, 149-50).

연구에 따르면 비크람 요가bikram yoga는 핫요가의 한 종류로 38도의 뜨거운 실내에서 90분 동안 26가지 동작을 반복 수행한다. 이렇게 높은 온도는 근육을 유연하게 하고 독소를 배출해 몸을 정화하는 데 도움이 된다. 이와 같은 핫요가에서 수동적인 워밍업이 효과적인데, 아기 자세라고 불리는 발라아사나balasana와 서서 상체를 깊게 굽히는 우타나아사나uttanasana는 고관절 굴곡을 높이는 데 능동적인 워밍업보다 큰 효과를 낸다.

발라아사나 자세는 엉덩이, 허벅지, 다리를 스트레칭하는 휴식 자세인데 긴장을 누그러뜨리고 마음을 편하게 해주는 효과가 있어 모든 요가 수련자에게 도움이 된다. 우타나아사나 자세는 서서 몸을 완전히 굽히는 자세로 상체를 앞으로 숙이면서 전신의 혈액순환에 좋고 위장병 개선에 도움이 된다. 특히 여성 수련자의 생리통 완화에 효과가 있다고 알려져 있다.

하지만 높은 온도는 결합 조직connective tissue의 인장 강도(끌어당기는 힘에 얼마나 견디는지를 나타내는 물리적 특성)를 낮추어 잠재적으로 근육 섬유의 파열을 일으킬 수 있다(Troels, 1973, 1-126). 수동적인 워밍업을 할 때 신체에서 어떤 일이 일어나는지 지각하기 어렵기 때문이다. 수동적인 워밍업은 격렬한 활동을 하기 위해 신체를 준비시키는 데 도움이 되는데 능동적인 워밍업 역시 요가 수련에 여러 이점이 있다. 예를 들어, 심박수를 증가시켜 순환계가 더욱 강도 높은 운동에 대비할 수 있게 하고 활성 근육을 통해 혈류를 증가시키며, 신진 대사율을 높인다. 게다가 신경을 자극하는 속도를 높여 우리는 자신의 신체 움직임을 더 미세하게 인식할 수 있으며, 상호 신경 지배가 증가해 반대 작용근을 더욱 효율적으로 움직일 수 있게 된다.

능동적인 워밍업에는 일반적 워밍업과 목표 지향적 워밍업, 두 가지가 있으며 요가와 서양 운동학 모두에 강조된다. 일반적 워밍업은 몸 전체를 따뜻하게 하는 활동으로 이루어지며, 요가적 과정의 초기 단계 직후 또는 앞서 설명한 요가 과정의 시작 단계에서 통합해 수행한다. 일반적 워밍업을 통해 몸이 따뜻해지면, 척추와 몸을 유연하게 하고 수련에 마음을 집중할 수 있도록 수련의 정점인 피크 아사나에 이르는 과정에서 이 체온을 유지하는 것이 중요하다.

피크 아사나 이후에 신체와 마음을 진정시키는 쿨다운 아사나들을 통합하여, 사바아사나Corpse Pose(시체 자세)로 이어지는 마무리 시퀀스를 완성한다.

정점으로 가는 과정

수련의 정점으로 가는 시퀀스를 디자인하려면 더욱 단순하면서 접근성이 좋고 깊이가 있으며 오랫동안 지속할 수 있는 수련을 만들어야 한다. 정점으로 가는 과정에서 쌓은 경험은 정점 자체에 도달했을 때의 경험을 더욱 특별하게 만들어준다. 앞서 수행한 체위와 자세를 통해 발생한 신체 내부 열기의 최고점과 정점을 혼동하거나 헷갈려서는 안 된다. 정점에 도달했을 때의 열기가 아닌, 개방성이 중요하기 때문이다.

특정 유형의 수련, 특히 힘이 넘치는 아사나와 전환 동작으로 구성된 빈야사 플로우 요가vinyasa flow yoga(동작과 호흡이 하나가 되어 물 흐르듯 끊이지 않고 부드럽게 연결) 또는 파워 요가power yoga(지구력과 근력, 유연성을 기를 수 있는 역동적인 동작으로 구성된 요가)에서 말하는 정의를 통해 정점의 열기를 말할 수 있지만, 더욱 구체적인 정점의 의미는 앞서 수행한 동작과 아사나를 통해 몸과 마음이 가장 어려운 수련을 제대로 준비할 수 있는 지점에 도달하도록 만드는 것이다.

정점으로 가는 과정을 담은 아사나 시퀀스를 구성할 때는 피크 아사나에 포함된 체위나 동작을 미리 준비하거나 종합적으로 예상할 수 있도록 특정 순서로 구성해야 한다. 이를 위해서는 피크 아사나를 구성하는 요소로 세분화하는 일부터 시작한다. 모든 아사나의 구성 요소는 기본적으로 중력이 작용할 때 신체의 방향, 관절의 위치, 지지근supportive muscles이다. 예를 들어, 거꾸로 하는 나무 자세 또는 흔히 핸드스탠드라고 불리는 아도 무카 브륵샤아사나 adho mukha vrksasana를 할 때는 핸드스탠드 자세에서 양팔을 완전히 곧게 펴고 체중을 지탱해야 한다. 이 자세는 팔의 근력, 균형감, 전신 근육을 강화하고 스트레스를 완화하는 데에 효과가 있다.

척추는 안정적인 자세를 유지하며 골반이 한쪽으로 치우치지 않도록 한다. 양다리는 곧고 길게 뻗어 몸 전체의 근육이 등척성 수축을 하도록 유지함으로써 몸을 바치고 있는 손에 힘을 보탠다. 동시에 해부학적 자세 anatomical position(신체 구조 사이의 관계, 방향, 위치를 표현하기 위해 기준이 되는 몸의 자세)를 유지하고 있는 관절도 흔들리지 않고 일정한 상태로 유지하도록 한다. 이와 같은 구성 요소를 좀 더 자세하게 세분화하면 아도 무카 브륵샤아사나를 안정적으로 수행하기 위해 무엇이 필요한지 더욱 정확하게 파악할 수 있다. 시작하는 데 도움이 될 수 있도록 총 125가지 아사나에 관한 각각의 기본 구성 요소를 첨부했다.

피크 아사나의 구성 요소를 나름대로 분석했다면, 이제

는 이러한 요소들 중 일부를 포함하는 단순한 아사나를 찾아야 한다. 서서히 워밍업을 하며 정신을 집중하고, 단순한 아사나에서 점차 복잡한 아사나로 순서를 정해, 피크 아사나의 동작과 체위로 발전해간다. 이 과정을 통해 그 자체로 아사나이면서 시퀀스의 구성 요소가 되는 일련의 도입(그리고 통합) 아사나를 구성하는 것이다.

정점으로 가는 과정에서 수련생은 특정 체위를 지탱하는 동작으로 나아가기 위해 필요한 것들을 순차적으로 탐구하고 직접 경험해야 한다. 이때의 체위와 동작은 단순하고 접근이 쉬워야 도입부 아사나에서 무엇이 필요한지 몸과 마음으로 더 쉽게 파악하고 피크 아사나를 탐구할 때 이를 적용할 수 있다. 예를 들어, 피크 아사나가 아도 무카 브륵샤아사나라면 수련생은 타다아사나, 우르드바 하스타아사나Urdhva Hastasana(위를 향한 나무 자세), 그리고 아도 무카 브륵샤아사나를 수행할 때 이미 양손, 양팔, 어깨에 대해 충분히 배웠을 것이다. 일단 정점에 도달하면 지도자의 가르침이 수련생의 몸과 마음속에 울려 퍼질 수 있는 기반이 된다.

결과적으로 아도 무카 브륵샤아사나에 대해 더욱 이해가 깊어지고, 동작으로 더욱 쉽게 옮길 수 있게 된다.

모든 피크 아사나에 이르는 경로는 무궁무진하다. 항상 같은 경로를 택해 특정 피크 아사나 자세에 도달하기보다는 특정 순서와 도입부 아사나를 다양하게 바꿔보는 게 좋다. 이렇게 다양한 경로와 아사나를 통해 수련을 시작하면 풍부한 경험을 얻을 수 있다. 이때 단순한 아사나에서 복잡한 아사나로 진행하는 기본 원리를 중심으로 본인이 분석한 피크 아사나의 구성 요소를 염두에 두는 것이다. 이렇게 하면 창의력을 높이고, 피크 아사나 대한 새롭고 흥미로운 접근 방식으로 요가 수련에 활기를 더할 수 있다.

구성 요소를 파악할 때는 다음 질문에 대한 답을 구하는 것부터 시작한다.

1. 몸의 어느 부위를 열어야 하는가?

수련을 시작할 때는 상대적으로 가동 범위가 큰 관절에 집중한다. 각각의 관절을 중심으로 어떤 관절이 가장 크게 스트레칭되는가? 관절을 완전히 가동할 필요가 없을 때조차도, 아사나에 필요한 다른 관절에 대해 같은 질문을 해보는 것이 중요하다.

예시: 비대칭의 하누만아사나Hanumanasana라는 아사나는 신성한 원숭이 자세이자 일명 다리 찢기 동작으로 불린다. 다리를 세로로 길게 벌린 상태에서 양손을 합장한 후 균형을 잡는다. 숙련자들은 합장한 두 손을 머리 위로 천장을 향해 올려 준다. 이 자세는 햄스트링, 고관절 굴근과 신전근(관절을 펴는 근육), 외전근, 고관절 내회전근과 외회전근을 크게 풀어주는 효과가 있다. 스트레칭 강도가 높으므로 동작 전에 워밍업을 충분히 해야 부상을 예방할 수 있다.

여기에 도움이 되는 보다 단순하고 접근하기 쉬운 아사나들은 다음과 같다.

- 햄스트링을 위한 우타나아사나Uttanasana
- 햄스트링과 고관절 내회전근을 위한 우티타 트리코나아사나Utthita Trikonasana

척추 측면을 스트레칭하는 자세이다. 다리를 벌려 삼각형을 만들고 한쪽 팔로는 발목을 잡고 다른 팔은 하늘을 향하게 해 상체를 비틀어 준다. 요통과 좌골신경통을 완화에 도움이 되며 신체적 및 정신적 안정감을 찾는 데에 효과적이다.

· 햄스트링과 고관절 내전근을 위한 프라사리타 파도타나아사나 Prasarita Padottanasana

다리를 넓게 벌린 전굴 자세이다. 몸이 확장되고 단단한 근육이 이완되는 효과가 있다.

· 고관절 굴근과 신전근, 내회전근을 위한 안자네야아사나 Anjaneyasana

로우 런지 자세로 무릎 내린 초승달 자세라고도 불린다. 균형 감각과 골반의 유연성을 높이며 장요근을 이완시켜 부종을 없애는 데에 도움이 된다.

· 고관절 굴근과 신전근, 내회전근을 위한 에카 파다 라자 카포타사나 프렙 Eka Pada Rajakapotasana Prep

한 다리 왕비둘기 자세라고도 불린다. 이 중급 이상의 자세는 어깨, 척추, 허벅지의 유연성이 요구되며 장요근, 고관절을 사용해 전신을 이완시키는 효과가 있다.

· **고관절 외회전근을 위한 가루다아사나**Garudasana

독수리 자세로, 굳은 어깨를 풀어주고 발목을 강화하는 효과가 있다. 다리 경련이나 통증, 하지정맥류 등 다리 건강 문제를 완화하는 데도 도움이 된다.

2. 신체 특정 부분을 열기 위해서는 어떤 협력 동작이 필요한가?

요가를 수련할 때 신체의 특정 부분을 개방하려면 이전에 수행한 동작에서 먼저 개방이 이루어져야 한다. 예를 들어, 워밍업으로 견갑골 사이에 있는 마름근Rhomboid muscles을 부드럽게 풀어주면 양팔을 머리 위로 올리는 동작을 훨씬 수월하게 할 수 있다. 이와 같은 협력 동작을 포함한 아사나는 무엇이 있을까?

예시: 하누만아사나를 수행하려면 다양한 스탠딩 아사나를 통해 다리와 골반을 중점적으로 풀어준다. 특히 스탠딩 아사나에서는 내회전에 집중해야 한다. 다음 소개되는 자세들은 비복근과 가자미근 등 종아리 근육이 열릴 수 있

도록 하고 뒤쪽에 있는 다리가 내회전이 되도록 돕는다.

- 아쉬타 찬드라아사나 Ashta Chandrasana

  초승달 자세로 몸의 균형을 유지하고 코어 근육을 강화하는 데에 도움이 된다. 유연성이 많이 요구되는 자세이므로 본인이 할 수 있는 범위 내에서 연습하는 것을 추천한다.

- 비라바드라아사나1, 2 virabhadrasana I, II

  전사 자세라 불리며, 신체의 균형과 근력을 기르는 동시에 정신을 집중시켜 내면의 평화를 찾아준다.

- 파다 하스타아사나 Pada Hastasana

  손으로 발을 잡는 자세이다. 하지만 단순하게 손으로 발을 잡는 게 아니라, 손바닥을 발바닥 아래로 완전히 넣어서 전굴하는 자세이다. 유연성을 기르고 허리와 다리 근육을 스트레칭하는 데에 효과적이다.

3. 신체의 어느 부분이 반드시 안정적이어야 할까?

아사나의 기본 성질인 스티라 sthira 와 수캄 sukham 을 떠올

려보자. 이는 각각 견고함과 편안함을 의미하며 두 가지 특성은 모두 안정성을 위해 필요하다. 안정성을 갖추면 자연스레 견고해지고 편안해진다. 각 피크 아사나를 수행할 때는 신체의 특정 부분이 반드시 안정되어야 한다. 그 부위는 어디일까? 안정이 필요한 아사나는 무엇인가?

예시: 하누만아사나를 수행하려면, 기본이 되는 골반과 다리가 안정적으로 바닥에 고정되어야 한다.

4. 안정감은 어디서 오는가?

이런 안정감이 어디서 오는지 알기 위해서는 먼저 아사나의 기초부터 살펴봐야 한다. 바닥에 무엇이 있는가? 어떻게 해야 편안함을 해치지 않으면서도 흔들리지 않고 더욱 견고하게 지탱할 수 있을까? 아사나에서 약한 연결 고리는 무엇인가? 바로 아사나를 수행할 때 관절을 제대로 지탱하지 못하는 근육이다. 신체의 이러한 부분을 어떻게 안정적으로 만들 수 있을까(이를 확인하고 싶다면 에너지 넘치는 요가 체위에 대한 질문 부분을 참고하라)? 어떤 아사나가 이런 체위를 포함하고 있는가?

예시: 뻣뻣한 근육과 제한적인 가동 범위로 인해 대부분의 수련생은 하누만아사나를 수행할 때 다리와 골반을 제대로 바닥에 붙이지 못한다. 골반이 앞쪽을 향하도록 집중하고 뒤쪽 다리를 길게 뻗으면서 앞쪽 다리의 좌골 밑에 도구를 받쳐 필요한 만큼 높이를 조절할 수 있다.

5. 피크 아사나의 기본 자세와 정렬 원리는 무엇인가?

관절 간의 적절한 정렬은 안전하고 지속적인 요가 수련을 위한 중요한 요소다. 복잡한 피크 아사나 자세를 수행하면서 적절한 정렬을 유지한다는 건 절대 쉬운 일이 아니다. 피크 아사나의 정렬 요소를 세분화할 때, 어떤 아사나가 동일한 기본 형태와 정렬을 담고 있는지 파악하는 것이 중요하다.

예시: 하누만아사나를 수행할 때는 무릎을 보호하고 대퇴골이 내회전할 수 있도록 뒤쪽 다리의 정렬을 유지해야 하며, 골반이 틀어지지 않도록 주의해야 한다. 전사 자세 1과 에카 파다 라자카포타아사나는 하누만아사나와 동일한 정렬 형태와 활동적인 체위를 요구하지만 아사나 자체는

더욱 단순하다.

6. 피크 아사나에서 어떤 아사나가 활기가 있는가?

견고함와 편안함을 유지하려면 아사나 자세를 유지할 때의 상대적인 정적 상태 혹은 아사나와 아사나 사이의 전환에서 무언가가 필요하다. 피크 아사나 중에는 어떤 동작이 활기가 넘칠까? 주로 등척성 근육에 집중되어 있지만, 여기에는 우자이 프라나야마를 유지하는 동시에 신체의 긴장된 부분에 호흡을 집중하는 다른 동작들도 포함된다. 비슷하거나 똑같은 체위를 가진 다른 아사나들이 있는지 알아보자.

예시: 앞쪽 다리는 대퇴사두근의 등척성 수축과 깊게 연결되어 있으므로, 햄스트링이 더 쉽게 풀릴 수 있도록 돕는다. 뒤쪽 다리의 신전을 유지하고 무릎 관절이 틀어지지 않도록 바깥쪽 대신 안쪽을 향하도록 힘을 준다. 이처럼 힘이 넘치는 체위를 통해 더욱 중립적이고 대칭적인 골반 자세를 잡을 수 있다.

비라바드라아사나1과 에카 파다 라자카포타아사나는

이처럼 힘이 넘치는 체위가 필요한 아사나 자세들이다.

7. 피크 아사나로 가는 경로에서 아사나를 수행할 때 어떤 긴장이 일어날 가능성이 있는가?

모든 아사나는 새로운 긴장을 일으킬 수 있다는 점을 명심해야 한다. 정점으로 가는 과정에서 각각의 아사나마다 어떤 긴장이 발생하는지 파악하는 것이 중요하다.

예시: 이는 피크 과정 속 시퀀스에 어떤 도입부 아사나가 포함되는지에 따라 달라진다.

8. 피크 아사나로 가는 경로에서 워밍업과 개방을 방해하지 않고 새로운 긴장을 풀 수 있는 아사나는 무엇인가?

정점에 접근하는 과정에서 새롭게 유발될 수 있는 과긴장이나 에너지 불균형을 진정시키고 안정시킬 수 있는 아사나 또는 변형 아사나가 무엇인지 파악해보자. 이를 통해 아사나 흐름을 통합할 수 있다.

피크 아사나의 구성 요소를 배우면서, 창의적이면서도 감성적인 아사나를 만들 수 있다. 이는 몸을 점진적으로 워밍업 하면서 간단한 아사나에서 복합적인 아사나로 진행되어야 한다.

대부분의 정점으로 가는 시퀀스에 수리야 나마스카라와 스탠딩 자세가 포함되어 있다. 이 두가지를 통해 워밍업을 하고 피크 아사나의 구성 요소를 탐구할 수 있다. 수리야 나마스카라에는 비틀기를 제외한 주요 아사나를 포함하며, 수련생에게 일련의 복잡한 아사나에 담긴 정렬 원리와 에너지 작용에 관해 더욱 명확한 인식을 수련생에게 심어줄 수 있다.

만약 수리야 나마스카라 수련 중간에 피크 아사나와 관련된 특정 자세나 동작을 한다면 수련생이 일반적인 워밍업 단계에 있으므로 일부 아사나를 몇 번의 호흡 이상으로 유지하기에 부족한 상태에 있음을 알려주고, 무리하지 않고 서서히 진행하도록 조언하는 것이 중요하다.

스탠딩 자세는 피크 아사나와 관련된 워밍업과 몸을 깨우는 체위를 탐구하는 좋은 기회다. 스탠딩 자세에서는 워밍업을 제공하는 동시에 신체의 특정 부위에 보다 집중할 수 있다. 이때 수련생이 엉덩이 내외부 회전, 요추(腰推)와 관련된 골반 중립, 회복 탄력성, 모든 아사나에 적용되는 작용과 반작용의 원리를 이해할 수 있도록 반복적으로 지도할 수 있다. 무엇보다 다양한 팔, 어깨, 상체 자세를 통해 신체 특정 부위와 체위를 효과적으로 공략할 수 있는 변형 아사나를 가미할 수 있다.

    요가 지도자로서 전체 시퀀스에서 모든 아사나를 정확하게 분석하려면 아사나의 기능해부학, 생체 역학, 에너지학에 대한 연구가 선행되어야 한다. 특히 인간의 신체 구조가 복잡하므로, 다양한 수련생들이 있는 수업 환경에서는 평생에 걸친 학습과 전문성 개발 과정이 필요하다. 하지만 처음부터 지도자로서의 본인이 창의력을 발산하며 설계한 특별한 방식의 수업을 이끌어 갈 수 있다. 이를 위해서 지식과 기술을 개발하기 위해 노력하면서, 정보에 근거하고 효율적이며 효과적이고 아름답고 통합된 시퀀스를 개발하는 데 힘써야 한다.

피크 포즈

피크 아사나를 비롯한 기타 아사나는 전체 요가 수업에서 가장 수월한 동시에 가장 어려운 부분이기도 하다. 정점으로 가는 과정에서 도입부 아사나를 통해 단순하고 명확한 관점을 얻을 수 있다면 수업 전체에서 피크 아사나를 비롯한 여러 아사나를 쉽게 해낼 수 있다. 이런 식으로 접근하면 이전에는 상상조차 할 수 없었던 것을 탐구하는 과정에서 놀라움은 줄어들고 즐거움이 커진다. 피크 아사나는 가장 큰 근력, 개방성, 균형감이 필요하므로 요가 수업 전체에서 가장 어려운 수련 과정이다.

대부분 요가 수업은 후굴 자세를 정점에 배치한다. 후굴 자세가 가장 어렵고 복잡한 아사나에 속한다는 점을 고려하면 합리적인 배치지만, 다른 선택지도 얼마든지 고려할 수 있다. 피크 아사나는 어떤 아사나에서도 시작할 수 있으며 수업, 수련생, 주제, 기타 고려 사항에 기반해 선택할 수 있다. 실제로 모든 아사나가 피크 아사나가 될 수 있다.

경험이 풍부하고 건강한 수련생에게는 매우 간단한 아

사나라고 할지라도, 신체적 제한이 많은 수련생에게는 상당히 어려울 수 있다. 따라서 단순한 아사나도 더욱 세분화하여 피크 아사나로 만들어 수업을 설계할 수 있다.

일단 정점에 다다르면 수련생이 완전히 휴식을 취하면서 호흡을 정돈하고 개인의 목표를 조절할 수 있는 공간을 조성하는 것이 중요하다. 이 공간에서 몇 번의 호흡만으로 수련생이 긴장을 풀고 다시 집중할 수 있도록 하거나, 발라 아사나 또는 다른 휴식 자세를 더 길게 유지하여 워밍업과 몸이 열린 상태를 지속할 수 있다. 세상의 모든 온기를 동원해도 긴장과 불안을 완벽하게 없앨 수는 없다. 온기를 유지하는 것도 중요하지만, 피크 아사나 전에 수련생이 긴장이 풀 수 있도록 도와주는 것이 더욱 중요하다.

바로 이때, 수련생에게 요가는 완벽한 자세를 취하는 것이 목표가 아니라, 자기 탐구, 자기 수용, 자기 변화의 과정이라는 점을 상기시킬 수 있는 좋은 시간이다. 자신의 한계를 탐구하는 개념을 강조하며 수련생이 요가의 핵심 원리인 스티라 수캄 아사남sthira sukham asanam(견고하고 편안한 마음의 존재)을 지킬 수 있도록 이끌어야 한다. 모든 요가 수업에는 능력과 관심사가 제 각각인 수련생이 있으므로 수업마다 적절한 수정과 변형이 필요하다.

지도자로서 본인이 가진 기술과 편안함을 발전시키면서 학생 한 명 한 명에게 반응하며 더 단순하면서도 다양한 선택지를 제공할 수 있을 것이다.

피크 아사나를 탐구할 때는 수련생이 최소 몇 번 이상 시도해볼 수 있도록 시간을 충분히 주어야 한다. 신체의 왼쪽과 오른쪽이 방향이 다른 비대칭 아사나를 수행한다면 세트를 수행할 때마다 방향을 바꾸도록 한다. 아사나에 대한 수련생 개개인의 익숙함과 능력은 천차만별이므로 수련생의 숙련도와 필요에 따라 시간을 충분히 주고, 필요하다면 수행을 도와주도록 한다. 아사나를 더 오래 탐구하고 싶은 수련생이 있을 경우를 대비해 역逆 아사나를 준비한다. 역 아사나는 특정 자세나 아사나를 수행한 후 신체의 중립을 돕고 척추와 골반의 균형을 회복시키며, 그동안 나머지 수련생은 휴식을 취할 수 있게 한다.

수련 통합하기

앞서 언급했듯이 프라티크리야 아사나는 개별 아사나와 세트 아사나, 전체 수업 시퀀스 모두에 적용된다. 수련생은 경험을 통해 수련을 시작할 때마다 사바아사나에 완전히 빠져들 때까지 노력과 편안함 사이에 균형 찾는 법을 배울 것이다. 하지만 아크형으로 전개되는 요가 수업에서는 사바아사나를 향해 가는 수련의 정점 이후에 전체를 통합하고 회복하는 아사나를 구성하는 게 중요하다. 정점에 도달한 이후의 통합 과정은 1) 프라티크리야 아사나, 2) 깊은 이완과 통합을 위한 정적인 아사나, 3) 프라나야마와 명상, 4) 사바아사나, 총 네 단계로 구성된다.

프라티크리야 아사나: 피크 아사나 수련 중에 발생하는 모든 긴장을 완화하기 위한 일련의 아사나로 구성된다. 하누만아사나를 수행할 때는 햄스트링, 내회전근, 서혜부를 강하게 스트레칭 하게 된다. 하지만 이제는 스트레칭을 하지 않아도 햄스트링, 내회전근, 서혜부를 부드럽게 풀어줄

수 있는 아사나가 필요하다. 예를 들어 교각 자세라고 하는 세투 반다 사르방가아사나setu bandha sarvangasana는 궁둥뼈(좌골) 결절ischial tuberosities에서 햄스트링의 힘줄 부착점을 회복하는 데 뛰어난 효과가 있다. 유연성을 기르고 근육을 강화하는 자세로 몸 전체를 스트레칭시킨다. 고난도 자세이므로 지도자와 함께 수련하는 것을 추천한다.

내회전근과 서혜부는 반半물고기의 신神자세인 아르다 마첸드라아사나ardha matsyendrasana 또는 기울어진 회전 자세인 숩타 파리바르타나아사나supta parivartanasana등의 간단한 비틀기 동작에서 다리를 내회전시키며 부드러워진다. 전자는 척추 근육을 부드럽게 해 척추를 바르게 하는 데 도움이 된다. 좌골신경통과 요통을 덜어주는 효과가 있지만, 과도하게 비트는 자세이므로 허리에 부상이 있거나 임산부는 수련을 피해야 한다.

후자는 골반과 허리를 스트레칭 하면서 긴장을 풀어주는 자세다. 스트레스를 낮추고 편안함을 느끼는 데 도움이 되지만, 척추나 골반에 부상이 있다면 지도자와 함께 수행해야 한다. 피크 아사나가 나아가는 방향에 따라, 같은 방향으로 수업을 진행하거나 반대 방향의 피크 아사나를 혼합할 수 있다.

깊은 이완과 통합을 위한 정적인 아사나: 긴장을 풀어준 후, 몸을 더욱 차분하게 하고 이완과 에너지가 균형을 이루는 일련의 아사나를 지도한다. 앉아서 하는 후굴 자세와 골반을 열어주는 자세는 진정 효과가 크다. 이 아사나 시퀀스를 구성할 때도, 정점으로 가는 아사나를 디자인할 때와 마찬가지로 통합 과정은 단순한 아사나에서 복잡한 아사나로 진행되어야 하며, 잔잔한 아사나로 옮겨가는 중에도 역동적인 탐구가 가능해야 한다는 점을 명심해야 한다. 즉, 등을 대고 누워서 천장을 향해 다리를 들고 어깨로 몸을 지탱하는 자세인 살람바 사르방가아사나salamba sarvangasana 또는 쟁기 자세인 할라아사나halasana와 같은 차분한 역자세로 전환한다.

프라나야마와 명상: 아사나 수련에 중점을 둔 요가 수업에서는 프라나야마와 명상에도 접근한다. 단, 이를 최소 30

분에서 1시간 이상 소요되는 완전한 프라나야마나 깊은 명상 수련과 혼동해서는 안 된다. 앞서 언급했듯이 균형 잡힌 아사나 수련은 프라나야마와 명상을 위한 완벽한 준비 과정이 된다. 만약 리트리트retreat(일상에서 잠시 떨어져 내면의 평화를 방해하는 모든 요소를 멀리하며 요가 수련에 집중하는 것) 혹은 2시간 길이의 수련을 지도한다면 이 단계(또는 사바아사나 수행 직후)에서 프라나야마와 명상을 더욱 심도 있게 지도하는 것을 고려해볼 수 있다.

대부분의 공개 요가 수업에서 아사나 수업을 마칠 무렵, 수련생이 수행할 만한 적절한 두 가지 수련은 프라나야마는 카팔라바티(두개골 정화)와 나디 쇼바다(교대 호흡)이다. 이에 대한 더욱 자세한 내용은 《요가 지도법, 기본 원리와 지도 기술Teaching Yoga: Essential Foundations and Techniques (2010)》을 참고할 수 있다. 명상 수련을 할 때 마지막 몇 분간 차분하게 앉아 수업을 마무리한다면, 수련생이 요가 매트에서 내려와서 다음 빈야사로 부드럽게 넘어갈 수 있다. 물론 여기서 깊은 명상으로 넘어가기에는 충분하지 않다. 더욱 깊은 명상으로 들어가려면 사바아사나 수련을 끝내고 시간이 충분할 때(최소 30분) 시도해볼 수 있다.

사바아사나: 회복과 휴식을 위한 아사나인 사바아사나를 최소 5분 정도 수행하면서 모든 수업을 끝마친다. 완전하고 개방적이며 온전한 느낌의 사바아사나를 통해 수련의 효과와 완전히 동화될 수 있다는 것을 수련생이 느낄 수 있어야 한다.

아사나 통합의 심화

모든 요가 수련은 잠재적으로 더욱 심도 있는 자기 변화로 가는 움직임이다. 이 움직임은 각각의 호흡, 아사나, 시퀀스 안에서 일어나며 평생 요가 수련을 하는 동안 모든 수련으로 확장된다. 자기 변화 과정에서 점진적이며 단순하고 확장된 자각을 깨우치는 일은 사마스티티samasthihi 즉, 몸과 호흡, 마음과 정신의 평정심을 찾는 일은 끝없이 반복하는 과정을 중심으로 일어난다. 빈야사의 시작과 마무리를 위한 자세로 얼핏 그냥 서 있는 것처럼 느껴지지만, 쉬지 않고 몸과 호흡에 집중해 몸의 무게 중심을 알아차릴 수 있다. 이를 통해 아사나 수련은 몸이 재구성되고 전체 에너지가 정화되는 치료 요가, 즉 치키타 yoga chikitsa의 자질을 갖게 된다. 이는 모든 요가 수업의 필수 요소로, 요가 지도자는 공간을 조성하고 요가 수련의 아사나를 구성해야 한다. 이 밖에도 몸과 마음, 정신의 변화와 통합을 실질적으로 깨우치는 데 도움되는 요가 수업을 이끌어 가야 한다.

기존에 다루었던 내용을 바탕으로 요가 수업에서 아사나 수련을 통합하여 모든 수련의 이점을 극대화할 수 있는 몇 가지 방법에 대해 알아보자.

- **휴식 공간을 마련한다**: 요가 수업을 시작할 때 자신이 가진 능력의 한계치에 가까운 수련을 하면서 수련 내내 안정감과 편안함을 느끼는 게 중요하다는 것을 상기시켜야 한다. 수련생이 휴식을 취하도록 허락하고, 필요하다면 휴식을 권하여 수련을 다시 시작하기 전에 호흡과 에너지의 균형을 맞출 수 있도록 공간을 마련한다. 수련생에게 발라아사나를 시범으로 보여

줌으로써, 해당 아사나는 언제든지 편하게 할 수 있는 친한 친구와도 같다는 걸 상기시켜 준다. 특히 강도가 높은 아사나 시퀀스를 수행한 후에는 항상 휴식을 취해야 한다.

- **새롭게 자신을 평가할 수 있는 공간을 마련한다**: 요가 수업에서 짧게 혹은 길게 공백을 만들어 수련생이 초심으로 돌아가 자신의 마음을 돌아보고, 아사나를 다시 시작했을 때 스스로 기분을 살펴보며 사마스티티를 수행하는 이유와 감각을 유지할 수 있도록 한다.
- **프라티크리야 아사나를 적용한다**: 아사나에서 오는 긴장을 누그러뜨리고 몸의 균형을 잡는다.
- **에너지 균형이 잡힌 시퀀스를 구성한다**: 요가 수업을 설계할 때는 아사나의 아크와 에너지를 신중히 고려하여 수업에서 의도했던 에너지 균형을 이루어야 한다.
- **사바아사나**: 수련을 완벽하게 통합하고 완성하기 위해서는 최소 5분 이상의 사바아사나가 꼭 필요하다. 수련을 통합할 때 가장 중요한 부분은 바닥에 누워 편하게 호흡하며 몸과 마음, 호흡을 완전히 안정시키

는 과정이다.

- **명상을 위한 공간을 마련한다**: 전체 요가 수련이 명상이기도 하지만, 더욱 깊은 고요함으로 나아갈 수 있는 공간을 만든다면 수련생은 더욱 깊게 명상을 경험할 수 있다. 이와 같은 경험은 요가 수업이 시작될 때, 아사나를 수행 중일 때, 또는 (사바아사나 전이나 후) 아사나 수련이 끝날 때 수행할 수 있다.

- **요가 매트에서 내려온다**: 매트에서 일어나면서 다음 전환, 즉 현실로 다시 돌아오는 맥락을 의식하고 그 순간에 집중하며 다음 빈야사를 시작한다. 자신이 어떻게 움직이고 호흡하며 생각하고 느끼는지에 집중하도록 수련생을 격려한다. 머리와 심장의 연결을 상징하는 동작으로 손바닥과 손끝을 모아 심장과 이마에 대고 남은 하루의 의미를 생각하는 시간으로 수련을 마무리 지을 수 있다.

테마 중심의 수업 구성하기

 새롭고 의미 있는 요가 수업을 구성하는 일은 요가 지도자에게도 아주 뜻깊은 일이다. 아쉬탕가, 빈야사, 비크람 등 정해진 요가 시퀀스를 지도하거나 자신만의 시퀀스를 구성할 때의 모든 요가 수업은 지도자와 수련생에게 요가의 창의적인 발전에 참여하는 기회를 제공한다. 하지만 접근성이 높으면서도 새롭고 재미있는 지속적인 요가 수업을 구성하는 일은 그렇게 쉽고 간단한 일이 아니다. 그래서 더욱 재미있고 기억에 남는 요가 수업이 될 수 있도록 주제를 담고 있는 요가 수업이 필요하다.

 주제가 있는 요가 수업을 통해 정렬 원리, 호흡의 정돈, 더욱 명확한 인식에 이르기까지 다양한 요가 수련 요소를 더 명확하고 광범위하게 연결할 수 있다. 그뿐만 아니라 수련생이 왜 요가를 시작했는지 한 번 더 정확히 깨닫도록 돕는다. 주제를 담은 요가 수업을 구성하기 위해서는 지도자로서 본인만의 요가 감성과 구체적인 지식과 기술을 담아서 시작해야 한다. 그다음 왜 요가를 수련하는지 스스로 다시 확인하고 요가 수련과 지도 과정에서 가장 중요한 게 무엇인지 리스트를 작성해봐라.

개인적인 가치에 자유롭게 마음을 연다면 요가 수업의 주제를 성장시킬 수 있는 가장 비옥한 토양을 찾을 수 있을 것이다. 그 과정에서 안전하고 지속 가능하며 전환을 가능하게 하는 기본 시퀀스 원리를 적용해야 한다.

주제를 담은 요가 수업을 위한 다섯 가지 아이디어

1. 신체 동작: 일부 아사나는 해석하기가 어렵다. 예를 들어 타다아사나의 양팔을 바깥 방향으로 돌리는 동작은 같은 양팔 동작이라도 (양손이 위를 향한 자세인) 우르드바 하스타아사나 자세에서는 반대로 보일 수 있다. 이처럼 혼동하는 이유는 확장된 측면 각도 자세인 우티타 파르스바코나아사나utthita parsvakonasana(다양한 신체 부위의 근육을 강화하고 스트레칭하는 자세)를 수행할 때 머리 위로 양팔을 뻗으려고 시도하는 과정에서 긴장감을 느낀 탓일 수 있다.

양팔의 외회전을 수업의 주제로 삼는다면 이와 같은 혼

동을 줄이고 수련생이 수련의 다른 부분을 개선하는 데 더욱 집중할 수 있게 도와준다. 이외에도 허벅지의 외회전과 내회전, 작용과 반작용, 척추의 모든 움직임이 시작되는 요추와 관련된 골반 중립 등을 예로 들 수 있다.

2. **자연과 우주**: 자연의 리듬과 연결되는 걸 중요하게 생각하고 수련생이 이 연결을 탐구할 수 있는 공간을 만들고 싶다고 가정해보자. 계절, 달의 위상, 심지어 하루 중 시간의 빛과 에너지가 변하는 모습을 이 공간에서 즐길 수 있다. 예를 들어, 추분에서 동지로 넘어갈 때, 에너지를 보존하기 위해 아사나와 프라나야마 수련을 조정하거나 우리 삶의 리듬 속에서 고동치는 빛과 어둠을 탐구하기 위해 사그라드는 빛을 이미지로 활용할 수 있다.

3. **원형과 신화**: 아사나의 어근은 의식적 행위라는 개념을 담고 있다. 즉 개인적·감정적 또는 정신적 경험의 특정 영역을 강조하는 상징적 의미를 포함한 일련의 행동을 말한다. 상징적 의미는 전 세계의 다양한 문화적 배경 전반에

서 볼 수 있는 방대한 신화적 인물에서 비롯되며 이들은 제각기 삶과 의식의 조건과 환경에 관해 의미 있는 지혜를 제공한다. 수리아 나마스카라에서 태양을 향해 절을 하며 영적 마음 중심에 자리한 내면의 태양과 깊은 연결 고리를 느끼거나, 아쉬타바크라ashtavakra(힌두교에서 존경받는 현자) 이야기와 (팔각자세인)아스타바크라아사나astavakrasana(아쉬타바크라를 위한 준비 동작)를 통해 잘못과 번잡을 초월할 수 있는 무한한 가능성을 느낄 수 있다.

4. 아사나: 수업 전반에서 하나의 아사나(예를 들어 후굴 자세)에 중점을 두면 수련생은 해당 아사나를 더욱 깊게 탐구하게 된다. 바로 여기서 지도자로서 다양한 아사나가 어떻게 서로 연결되어 있는지 더욱 중점적으로 탐구할 수 있다.

예를 들어, 후굴 자세를 독립적으로 수행하기보다 수리아 나마스카라(태양 인사)와 스탠딩 자세를 통해 몸을 자연스럽게 워밍업하고, 런지로 고관절 굴근을 열고, 비틀기 동작으로 척추 근육을 부드럽게 만들고, 어깨 스트레칭 동작으로 팔이음뼈shoulder girdle를 열어 아사나를 최대한 표현하는 수련을 탐구할 수 있다.

5. 차크라: 차크라를 미묘한 에너지의 중심부, 신성한 에너지의 발산, 몸과 마음을 더욱 선명하게 투영하는 상징으로 본다면, 차크라가 주제인 요가 수련을 마치고 현실로 돌아오면 기억에 남는 경험을 할 수 있을 것이다. 산스크리트어로 원 또는 바퀴를 의미하는 차크라는 몸 안에서 신체, 정신, 영혼을 조화롭게 하는 역할을 한다. 필자는 일주일 동안 리트리트를 진행할 때 매일 하나의 차크라에 기반하여 더욱 명확한 인식을 위한 접지grounding, 창조, 발현, 사랑, 공유, 각성의 균형을 맞추는 것에 핵심을 둔 아사나, 프라나야마, 명상을 수련한다. 매일 균형 잡힌 수련을 하면서 차크라와 그 의미에 맞춘 시퀀스를 구성하는 일은 재미 요소 중 하나다.

창의적인 요가 지도자가 많은 만큼 요가 수업의 주제도 무궁무진하다. 수련생이 자신만의 요가 수련에서 더욱 명확한 연결 고리를 찾을 수 있는 탐구를 게을리해서는 안된다. 고리 찾기를 돕는 탐구로는 영적 철학, 자세에 대한 고찰, 경험과 행동의 극성, 미묘한 에너지, 경축일, 최신 이슈가 있다.

아사나 계열 내적, 외적 시퀀싱

너는 삶의 단편만이 아닌 전반을 이해해야 한다. 그래서 항상 글을 읽어야 하고, 하늘을 바라보며, 춤을 추고 노래를 부르고 시를 써야 한다. 고통도 겪으며 이해해야 한다. 그것이 바로 인생이다.

– 지두 크리슈나무르티J. KRISHNAMURTI(인도의 철학자)

시퀀스를 구성할 때는 우선 아사나를 구성 요소로 세분화한다. 아사나를 선택한 다음, 구성 요소에 포함된 체위가 전체 수업의 아크형 구조를 통해 안정적이고 편안하게 움직이는 방식과 어떤 연관이 있는지에 따라 순서를 정해 배치한다. 요가 수업의 전개 구조에서 소개한 이러한 접근 방법에 따라 가변적이면서도 안전하고 지속 가능한 수업을 설계할 수 있으며, 수련생이 초급부터 중급, 고급 수련까지 순차적으로 무리 없이 발전할 수 있다.

이와 같은 접근법을 활용하면 요가 수업의 스타일과 난이도에 관계없이 모든 수업을 설계할 수 있다. 이 밖에도 다음과 같은 3단계 과정을 따라 수업을 설계할 수 있다.

1. 다양한 아사나의 일반적인 특성을 파악하고 시퀀스에서 아사나가 어떤 의미가 있는지 연구한다.
2. 개별 아사나의 구성 요소와 아사나 간 상호 관계, 그리고 시퀀스의 의미를 파악한다.
3. 피크 아사나와 요가 수업의 주제를 정하고, 1-2 과정에서 얻은 통찰력을 바탕으로 완벽한 아크형 전개 구조의 시퀀스를 구성한다.

표2. 아사나 계열

아사나	기본 구별 요소
스탠딩	체중을 한 발 또는 양발에 싣는 모든 아사나
코어 깨우기	복부 코어 근육의 활성화에 중점을 둔 모든 아사나
팔로 지탱하기	한 팔 또는 양팔, 팔뚝으로 체중을 지탱하는 모든 아사나

후굴	척추를 해부학적 위치 너머로 뻗는 모든 아사나
비틀기	척추 회전이 기본자세인 모든 비非기립 자세
전굴	골반 전방 회전과 몸의 뒷면을 스트레칭하는 자세가 주를 이루는 모든 비기립 자세
골반 열기	골반 주위의 모든 근육을 스트레칭 모든 비기립 자세
역자세	몸을 거꾸로 하는 모든 아사나

표3. 다양한 레벨의 요가 수업에 적용할 수 있는 기본 아크로 템플릿

	레벨 1: 75분	레벨 2: 90분	레벨 3: 108분
좌식 명상과 우자이 프라나야마	2-3분 동안 우자이 소개	3-5분 동안 우자이 다듬기	3-5분 동안 우자이 확장하기
초반 워밍업	고양이 강아지 자세 → 확장 고양이 강아지 자세 → 강아지 자세 → 발라아사나	카팔라바티 소개 → 1-3라운드, 각 45초 → 고양이-강아지 자세 → 아도 무카 스바나사나 1-2분	카팔라바티 → 1-3라운드, 각 1-2분 → 아도 무카 스바나사나 2-3분
수리야 나마스카	고전 수리야 나마스카라 3가지 수리야 나마스카라 A 1-2번 수리야 나마스카라 B 1-2번	고전 수리야 나마스카라 1-3 수리야 나마스카라 A 2-3번 수리야 나마스카라 B 2-3번	수리야 나마스카라 A 3-5번 수리야 나마스카라 B 3-5번

	레벨 1: 75분	레벨 2: 90분	레벨 3: 108분
스탠딩- 외회전	프라사리타 스탠딩 → 비라바드라아사나 2 → 우티타 파르스바코나아사나 → 우티타 트리코나아사나 타다아사나 → 브륵샤아사나 각 아사나마다 5-8회 호흡 후 방향 전환	비라바드라아사나 2 → 우티타 파르스바코나아사나 타다아사나 → 브륵샤아사나 또는 우티타 하스타 파당구스타아사나 우티타 트리코나아사나 → 아르다 찬드라아사나	비라바드라아사나 1 → 비라바드라아사나 2 → 우티타 파르스바코나아사나 (선택) 전환: 에카 파다 쿤디냐아사나 1 → 차투랑가 단다아사나 → 우티타 트리코나아사나 → 아르다 찬드라아사나, 각 자세마다 약 1-2분 유지, 다양한 변형 자세 제시

	레벨 1: 75분	레벨 2: 90분	레벨 3: 108분
스탠딩-내회전	프라사리타	프라사리타	프라사리타 파도타나아사나 A → (반카아사나 선택) → 프라사리타 파도타나아사나 변형 C → 파르스보타나아사나 → 파리브리타 트리코나아사나 → 파리브리타 아르다 찬드라아사나
	파도타나아사나 A → 파르스보타나아사나 → 아쉬타 찬드라아사나	파도타나아사나 A, C → 파르스보타나아사나 → 파리브리타 트리코나아사나	
	각 자세마다 5-8회 호흡	다운독 자세에서 시작 → 아쉬타 찬드라아사나로 전환	다운독 자세에서 시작 → 아쉬타 찬드라아사나 → 비라바드라아사나 3 → 하스타 파탕구쉬타아사나 → 비라바드라아사나 3 → 아도 무카 브륵샤아사나 → 찬드라아사나
		→ 파리브리타 트리코나아사나 준비 자세로 전환	비라바드라아사나 1 → 파리브리타 파르스보타나아사나 에카 파다
		각 자세마다 5-8회 호흡	쿤다니아아사나 2 가지 (찬드라아사나로 선택)

	레벨 1: 75분	레벨 2: 90분	레벨 3: 108분
북	파리푸르나 준비 3회 → 자전거 자세 1분	파리푸르나 나바아사나 → 아르다 나바아사나 2-3회 → 자전거 자세 1-2분 → 자타라 파리바르타나아사나 3-5회 → 레그 리프트	파리푸르나 나바아사나 → 아르다 나바아사나 → 톨라아사나 3-5회→톨라아사나 → 로라아사나 3-5회(각 5-10회 호흡) 자전거 자세 2-3분 → 자타라 파리바르타나아사나 5-10회 → 바야 쿰바카 + 우디야나 반다 → 카팔라바티 프라나야마로 마무리

	레벨 1: 75분	레벨 2: 90분	레벨 3: 108분
팔꿈 선 자세	벽에 기대어 아도 무카 브륵샤아사나 준비 1 → 벽에 기대어 물구나무 서기 2	바카아사나 → 부자피다아사나 → 벽에 기대어 아도 무카 브륵샤아사나 준비 1, 2 → 벽에 기대어 아도 무카 브륵샤아사나(선택) → 벽에 기대어 핀차 마유리아사나 1, 2 → 벽에 기대어 핀차 마유리아사나(선택)	아도 무카 브륵샤아사나 → 핀차 마유리아사나 → 시르사아사나 2 암 밸런스 반아사
			(변아사 선택: 바카아사나, 티티바아사나, 쿨스바 바카아사나, 에카 파다 쿤디니아사나, 우르드바 쿡쿠타아사나)
	→ 손목과 어깨 스트레칭	→ 손목과 어깨 스트레칭	아스타바크라아사나 → 갈라바아사나 → 우타나 파리브르타

87

	레벨 1: 75분	레벨 2: 90분	레벨 3: 108분
후굴	살라바아사나 A 3회 → 세투 반다 사르방가아사나 1-3회	준비 과정: 안자네야아사나 + 어깨 스트레칭 → 살라바아사나 A 1-3회 → 살라바아사나 C 준비 1-3회 → 세투 반다 사르방가아사나 1-3회 → 우르드바 다누라아사나 1-3회(선택)	준비 과정: 안자네야아사나 + 비라아사나 + 어깨 스트레칭 → 살라바아사나 A 호흡 5회 → 차투랑가 반아사 → 살라바아사나 B 호흡 5회 → 차투랑가 반아사 → 살라바아사나 C 호흡 5회 → 차투랑가 반아사 → 다누라아사나 1-3회 → 차투랑가 반아사 → 우르드바 다누라아사나 1-3회 → 비파리타 단다아사나 1-3회 다누라아사나와 비파리타 단다아사나 수행 중 에카 파다, 후굴 자세(선택)

	레벨 1: 75분	레벨 2: 90분	레벨 3: 108분
비틀기	자타라 파리바르타나아사나→ 바라드바자아사나 1→ 마리차아사나 C 준비 자세 (각 자세 1-2분 유지)	자타라 파리바르타나아사나→ 아르다 마첸드라아사나→ 자세→ 마리차아사나 C→ 스와스티카아사나 (각 자세 1-2분 유지)	자타라 파리바르타나아사나→ 아르다 마첸드라아사나→ 마리차아사나 C→ 바라드바자아사나 2→ 마리차아사나 D→ 스와스티카아사나 (각 자세 1-2분 유지)
전굴 자세와 골반 열기	단다아사나→ 파스치모타나아사나→ 바드하 코나아사나→ 우파비스타 코나아사나	단다아사나→ 파스치모타나아사나→ 자누 시르사아사나→ A→ 파리브리타 자누 시르사아사나→ 바드하 코나아사나→ 우파비스타 코나아사나	단다아사나→ 파스치모타나아사나→ 자누 시르사아사나 A→ 바드하 코나아사나→ 트리앙 무카 에카 파스치모타나아사나→ 크라운차아사나→ 파리가아사나→ 우파비스타 코나아사나→ 쿠르마아사나

	레벨 1: 75분	레벨 2: 90분	레벨 3: 108분
억자세	비파리타 카라니 → 살람바 사르방가아사나 준비 자세	비파리타 카라니 혹은 시르사아사나 → 발라아사나 → 할리아사나 → 살람바 사르방가아사나 → 카르나피다아사나 → 우타나 파다아사나	시르사아사나 1(혹은 1-6)→ 할리아사나 → 살람바 사르방가아사나 → 우르드바 파드마아사나 → 핀다아사나 → 마츠야아사나 → 우타나 파다아사나 → 1분간 카팔라바티→ 툴리아사나(선택) → 반아사
사바아사나	5분 이상	5분 이상	5분 이상
명상	최대 몇 분까지	몇 분간	가능한 오래

마치며

요가 시퀀스의 다음 단계는 개별 아사나의 구성 요소와 아사나 간의 상호 관계, 그리고 순서를 더욱 면밀하게 파악하는 것이다. 이 책에서는 다양한 수업 설계에 도움을 주기 위해 삽화를 이용해 125개에 달하는 아사나의 구성 요소와 관계를 설명했다. 아사나 간의 구체적인 상호 연관 관계를 파악하려면 《Yoga Sequencing》의 3장을 참고하라.

이제 요가를 즐길 시간이다. 지도자로서 창의적인 상상력을 발휘하고 경험과 공부로 쌓은 지식을 마음껏 활용하길 바란다.

나마스테!

저자 소개

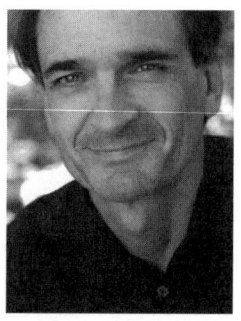

《요가 저널Yoga Journal》(1975년 주디스 핸슨이 캘리포니아에 설립한 인쇄 잡지로 현재는 웹사이트 및 디지털 저널을 통해 발행되고 있다. 전통 요가의 원리를 과학적으로 접근하고 이해하는 데 목표를 두고 있다)에서 "요가 지도자들의 스승"이라고 인정받는 마크 스티븐스는 다른 저서로 요가 베스트셀러《Teaching Yoga》, 《Yoga Sequencing: Designing Transformative Yoga Classes》,《Yoga Adjustments》을 집필했다.

스티븐스는 25년 넘게 요가를 수련하고 있으며 직접 요가를 지도한 지는 20년이 넘었다. 그 과정에서 전 세계 2천 명이 넘는 지도자를 양성했다. 그는 요가에 대한 보완적인 접근법을 모색하면서 아쉬탕가Ashtanga, 빈야사Vinyasa, 아이엥가Iyengar, 플로우Vinyasa Flow, 탄트라Tantra, 요가 테라피Yoga Therapy뿐만 아니라 기능 해부학, 생체 역학, 전통 요가 철학과 현대 철학까지 폭넓게 연구해 왔다. 2000년에는 요가 인사이드 재단을 설립해 비영리 활동을 이어 왔으며, 같은 해 요가 저널에서 최초로 상을 받았다.

이 밖에도 요가 저널, 요가 인터내셔널, 요가 다스 매거진, 독일판 요가 저널, 만트다, 요가 악투엘, 엘리펀트 저널, 요가 지도자 매거진, 뉴욕 타임스, LA 타임스, NPR 모닝 에디션 등 다양한 매체에 글을 기고하거나 출연한 적이 있다. 저자에 관한 더욱 자세한 내용은 아래 웹사이트에서 확인할 수 있다.

www.markstephensyoga.com

감사의 글

이 프로젝트는 지난 15년 동안 제가 진행한 요가 시퀀스 워크숍에 참가했던 수련생 수백 명이 발휘한 뛰어난 지성과 창의력, 열정적인 경험 공유의 결실입니다. 많은 자료를 수집하고 제공해준 토니 아고스티넬리Tony Agostinelli, 앤 타프Anne Tharpe, 신디 청Cindy Cheung에게 감사를 전합니다. 초고를 읽고 조언을 아끼지 않은 카렌 바시Karen Bassi, 앤 타프Anne Tharpe, 멜린다 부키Melinda Bukey, 결정적인 제안을 제시한 다그마르 스투어Dagmar Stuhr에게도 고마움을 전하고 싶습니다.

인내심을 가지고 즐겁고 유쾌하게 사진 촬영에 임해준 베일리 존슨Bailey Johnson, 브레나 맥킨Brenna Mackin, 에리카 아브라하미안Erika Abrahamian, 그레타 미첼Greta Mitchell, 지넷 르후일리에Jeanette Lehouillier, 제니퍼 스탠리Jennifer Stanley, 말리아 롤링스Malia Rawlings, 마르시아 찰랜드Marcia Charland, 메

리 말레타Mary Maleta, 나오미 헤겐바트Naomi Hegenbart, 레이 찰랜드Ray Charland, 로완 롤링스Rowan Rawlings, 토니 아고스티넬리Tony Agostinelli도 빼놓을 수 없습니다.

이 책의 작업을 제안해준 노스 아틀란틱스 북스의 유능한 경영팀과 담당 에디터 바네사 타Vanessa Ta 덕분에 이 책이 세상에 나올 수 있었습니다. 자스민 흐롬작Jasmine Hromjak의 뛰어난 디자인이 책에 활기를 더했습니다.

작업을 더욱 즐겁게 만들어준 다그마르 스투어Dagmar Stuhr, 멜린다 부키Melinda Bukey, 제니퍼 스탠리Jennifer Stanley, 마이클 스티븐스Michael Stephens, 마이크 로트킨Mike Rotkin, 랄프 퀸Ralph Quinn, 파이Pi에게 형용할 수 없는 감사의 마음을 전합니다.

무한 베리에이션을 위한 요가 시퀀스 가이드
건강하고 창의적인 요가 루틴 만드는 법

발행일 2025년 11월 11일
발행처 동글디자인
발행인 현호영
지은이 마크 스티븐스
옮긴이 오은수
편 집 이은성
디자인 강지연
주 소 서울특별시 마포구 월드컵북로58길 10, 더팬빌딩 9층
팩 스 070.8224.4322
ISBN 979-11-91925-32-6

The Mark Stephens Yoga Sequencing Deck
Copyright © 2016 by Mark Stephens
Korean Translation Copyright © 2025 by Dongle Design
Korean edition is published by arrangement with
North Atlantic Books through Duran Kim Agency.

이 책의 한국어판 저작권은 Duran Kim Agency를 통해 North Atlantic Books과 독점 계약한 동글디자인이 소유합니다. 저작권법에 의하여 한국 내에서 보호를 받는 저작물이므로 무단 전재 및 복제를 금합니다.

좋은 아이디어와 제안이 있으시면 출판을 통해 가치를 나누시길 바랍니다.
투고 및 제안: dongledesign@gmail.com